新版彩印·自医系列

养好五脏不生病
内脏健康锦囊

张远声　张　冬　张　涛　张庆尧　张钰儿 / 著

U0335228

中国中医药出版社
·北 京·

图书在版编目（CIP）数据

养好五脏不生病·内脏健康锦囊 / 张远声等著 . —北京：中国中医药出版社，2019.8

ISBN 978 – 7 – 5132 – 5559 – 2

Ⅰ . ①养… Ⅱ . ①张… Ⅲ . ①内脏 – 保健 – 基本知识 Ⅳ . ① R161

中国版本图书馆 CIP 数据核字（2019）第 073623 号

中国中医药出版社出版

北京经济技术开发区科创十三街 31 号院二区 8 号楼

邮政编码 100176

传真 010-64405750

保定市西城胶印有限公司印刷

各地新华书店经销

开本 710×1000 1/16 印张 10.25 字数 149 千字

2019 年 8 月第 1 版 2019 年 8 月第 1 次印刷

书号 ISBN 978 – 7 – 5132 – 5559 – 2

定价 58.00 元

网址 www.cptcm.com

社 长 热 线 010-64405720

购 书 热 线 010-89535836

维 权 打 假 010-64405753

微信服务号 zgzyycbs

微商城网址 https://kdt.im/LIdUGr

官 方 微 博 http://e.weibo.com/cptcm

天猫旗舰店网址 https://zgzyycbs.tmall.com

如有印装质量问题请与本社出版部联系（010-64405510）

前　言

内脏堪称生命之根。在人们的生命之中，可以四肢残缺，甚至可以没有思维（比如植物人），唯独不能没有内脏。只有在健康内脏的鼎力支撑下，才会有幸福美满的人生。内脏最基本的需求，就是气血畅通，而"罈装内脏"结构上的诸多瑕疵，严重阻碍着内脏气血的畅通，威胁内脏的健康与功能，致使人类成为自然界中内脏疾病最多、病发率最高、最复杂、最难治的群体。罈装内脏理念也揭示出人类诸多内脏问题的根源所在，并且提供化解内脏问题的方法和技巧，为人们呵护内脏健康、自医内脏疾病出谋献策。

扫码看视频

罈装内脏与自医理念

此自医系列图书《养好五脏不生病》（最新彩版）分三册，即《内脏运动保健法》《自然排便法》《内脏健康锦囊》。《内脏运动保健法》主要讲述内脏运动保健原理、方法要领与日常生活中的保健技巧。《自然排便法》讲述自然排便方法以及便秘与肛肠疾病的自医与预防，这些都是人们自医疾病、养好五脏的基础。本书属第三分册《内脏健康锦囊》，介绍诸多内脏疾病预防与自医的方法和技巧，便于读者选择使用，需要大家熟练掌握、坚持不懈、灵活应用，在实践中开发出更多、更好、更实用的锦囊妙法来。

扫码看视频

自医与求医需相辅相成

多年来，我得到了广大读者的热心配合和支持，在实践应用的过程中，累积了一些行之有效、简单明了的自医经验，择要简介如下，以飨读者。

张远声

2018 年 10 月

使用说明

1. 动作常用词语

为了阐述需要，将一些词语规范为固定的内涵，在文中反复应用，被人们称为"术语"。只有明了并牢记这些术语内涵，才能全面掌握动作方法与要领。

（1）不要被"术语"拦了路

每个术语在文中出现时，都进行了逐一解释，如果阅读时没有留意，后面遇到这个术语时，自然就会感到茫然，甚至感到这书"太深""太专业"，其实不然。

"术语"是掌握运动技巧的"敲门砖"，不可忽略、不可跨越。大家只有掌握了术语，才能掌握运动技巧、掌握全书。海口市一位读者是某医院的副主任医师，她阅读时，将书上的每一条术语都画上线，并作了标注，还将出现频率高的术语，抄写在专用的笔记本上，可以反复查找使用，不仅保证了阅读效果，对各种运动掌握得也都很准确，值得效仿。

（2）常见词语举例

除了专用术语，还有一些常用词汇，举例如下：

①"尽头处""极限处"——均指将动作做到最大限度，常用于抻法、拔落、纳努等动作。

②骶部——"骶"即骶骨，骶骨位于腰椎的下面、尾椎的上面；"骶部"即盆腔后面，肛门以上。

③"部位动作"，是指在选定部位之内进行的各种各样的相关动作。

④"衍生快动作"，是指由两种基本快动作交替衍化而成的、种类繁多的不同动作模式。

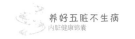
⑤各种动作名称——如"摆法""溜法""串法"等常用词语较多，请熟练掌握并牢记。

2. 如何读懂省略部分

为避免赘述，在文中，常常只说心口窝如何如何运动，而不谈胸廓、腰椎、腹肌、双肩与髋部的配合运动；或者只说心口窝与胸廓的运动，不谈腰椎以及其他部位的配合运动。例如：

①"沿脐向右摆"，是指沿着脐部向右摆动。关于摆动时，腰椎、胸廓与腹肌如何与胸口窝同步向右摆动配合，在"摆法"中已经介绍，这里不再赘述；

②"向下串至会阴部"，是指向下串动到会阴部位。关于运动时，胸廓向下收、腹肌向下坠、髋部向两侧展开，共同配合胸口窝下串等相关内容，在"串法"中已经说过，无须重复。

③"胸廓向下收"，是指将腰椎向后弯曲，使胸廓收拢并向下伏。运动时，只有将腰椎向后弯曲，胸廓才能伏下来。

④书上的动作示意图，用箭头表示动作的方法与要领，不同形状与颜色的箭头，分别代表不同的部位与动作态势。主要标识方法如下：

主导动作的部位与方向，用红色大箭头表示——➤。

胸廓的动作方向，用紫色短箭头表示 ➤。

肩部动作方向，用紫灰色短箭头表示 ➤。

腰椎的动作方向，用绿色短箭头表示 ➤

腹肌的动作方向，用橙黄色短箭头表示 ➤。

髋部动作方向，用蓝色短箭头表示 ➤。

心口窝的动作，采用红色大箭头"——➤"表示动作从哪里开始，经过哪里，运动到哪里。一般情况下，红色箭头的动作由心口窝与腹肌操控。运动时，可以直接按照箭头表示的动作位置、方向路线来进行运动。

其他部位的配合动作，采用不同颜色的粗短箭头，表示各个相关部位配合时的动作。例如"平旋胸腔"，蓝色圈起来的部分是胸腔，红色环形箭头表示动作由心口窝操控，在胸腔水平旋动（如同光盘在旋转），图中 3 个不同颜色的短箭头，表示动作要由胸廓、腹肌与腰椎配合旋转。3 个短箭头虽然只是指向开始时的方向，却要自始至终同步配合动作。

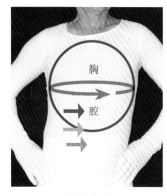

平旋胸腔

又如"拔摆上腹"，图中有一大一小两个红箭头，是指两个不同的动作要同时进行，即慢中有快，在持续向上拔提动作的同时左右摆动上腹部。两个动作同时进行时，就必须将动作的驱动部位分清，向上指的三个短箭头，表示由双肩与胸廓负责向上持续拔提。图片下方的两个短箭头，表示由腹肌与腰椎来配合心口窝向右摆动。

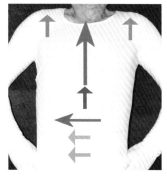

拔摆上腹

请大家将 5 种颜色的短箭头各自所表示的部位牢记。我们将表示肩部动作的紫灰色短箭头画在肩部，将表示髋部动作的蓝色短箭头画在髋部，其余的 3 种颜色短箭头（例如紫色表示胸廓、橙黄色表示腹肌、绿色表示腰椎等），也都尽量靠近所表示的部位，让大家比较容易记住并看懂动作的方法与要领，能够做到一看到图，就知道如何操作了。

3. 分册阅读

为适应阅读需求，此自医系列图书《养好五脏不生病》（最新彩版）分三册，即《内脏运动保健法》《自然排便法》《内脏健康锦囊》。《内脏运动保健法》主要讲述内脏运动保健原理、方法要领与日常生活中的保健技巧；《自然排便法》讲述自然排便方法以及便秘与肛肠疾病的自医与预防；《内脏健康锦囊》介绍诸多内脏疾病预防与自医的方法和技巧，便于读者选择使用。

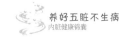
4.检索方法

为方便读者易于查找和检索图片，全书统一用鱼尾号【】将图号括起来，以突出显示。许多常用的动作方法、技巧，都可能在此系列图书中反复出现。为避免重复阐述，就需要进行查询与检索。能够记住5种颜色短箭头内涵的朋友，基本上一看图就会操作；记不住或者需要检索时，可通过书后的索引查找相应的动作方法与技巧，将《内脏运动保健法》《自然排便法》《内脏健康锦囊》此自医系列图书对照起来看，使用起来会比较方便。

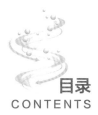

目录
CONTENTS

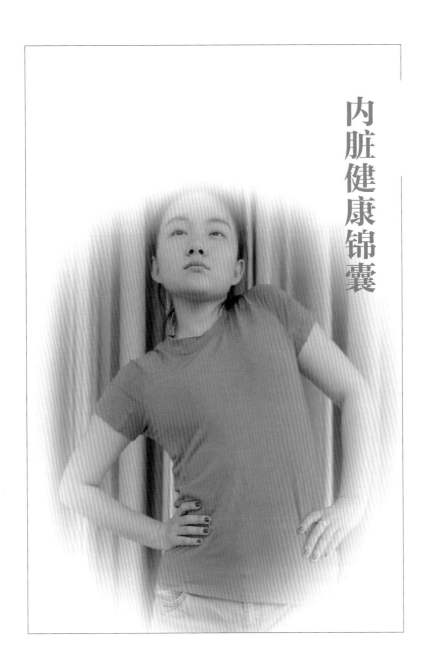

内脏健康锦囊

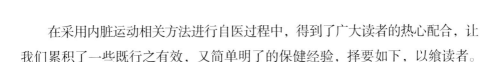

在采用内脏运动相关方法进行自医过程中，得到了广大读者的热心配合，让我们累积了一些既行之有效，又简单明了的保健经验，择要如下，以飨读者。

锦囊 1：防范"过劳死"方法

过劳死，已经成为危害人们生命健康的最大杀手之一。据文献记载，目前我国每年有 60 多万精英型骨干人才，因过劳死而辞世，并且呈逐年上升势态。

扫码看视频

防范过劳靠自医

过劳死常无明显先兆，具有较强的隐蔽性，常常是由突发性心脏功能失常而引发骤然衰竭，致使人们猝然死亡。

[主要症状] 多表现为脏器骤然衰竭，常无明显先兆，具有较强的隐蔽性。据报导，过劳死的前四位直接原因，主要有冠心病、主动脉瓣瘤、心瓣膜病、心肌病，均为累及心脏，引发骤然心衰，危及生命。

[潜在病因] 许多行业都在遭受过劳死的威胁，病因大同小异，我们以医生为例，潜在病因有四：其一，医生很操劳，每天都在钻研医术，志在精益求精；工作特别繁忙，用脑过度，作息无常，身心疲惫，自身健康透支过多。其二，内脏常因缺乏血液濡养而过于疲惫，使自己的生命缺乏支撑；频繁值夜班、搞课题、带学生，经常睡眠不足，使医生们的内脏不仅要较长时间承受着上挤下压的负担，还要抵御着更多不利因素的袭扰。出于医疗需要经常迫使自己坚持不良体位而将腹腔容积压缩得很小很小，使脏腑循环受阻，持续性供血不足，使内脏缺乏能量支撑，让脏腑更加闷重而又压抑，导致内脏处于无限度的疲惫状态而无力支撑医生们过度的操劳。其三，用力挤压排便给疲惫的内脏火上浇油，强大的挤压力不仅挤出内脏血液，还可能给垂危内脏以最后一击。其四，缺乏自医与日常养护，使自己的内脏成为"一次性消费品"而过早被报废掉。

[防范方法] 我们的建议是：请大家把自己的内脏直接运动起来，化解闷重压抑的内脏状态，疏通脏腑气血，更新内脏血液，改善脏器功能，消除内脏疲惫；采用自然排便法替代用力挤压排便，不仅可以防止猝死，还能增

进内脏健康，可望让医生们操劳也健康、过劳而无恙。

（1）坚持采用"自然排便法"排便。

（2）工作繁忙过后以及有疲惫感时，做一遍"内脏运动操"。

（3）每次下夜班时做一遍"拔摆脏腑"。

（4）睡前做一遍"卧姿六抻法"【图1-1】，最好在进行抻拔动作的同时左右摆动8个往返。

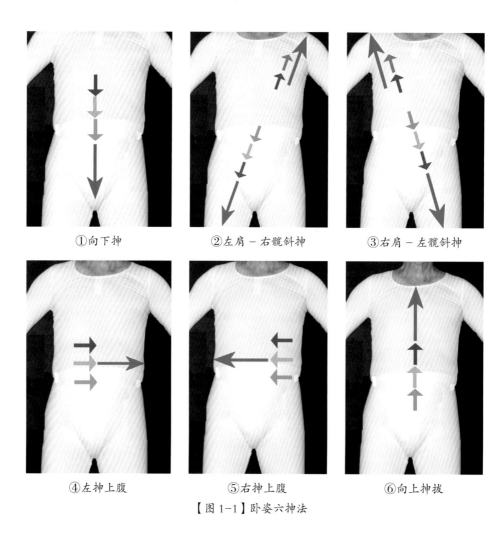

①向下抻　　　②左肩-右髋斜抻　　　③右肩-左髋斜抻

④左抻上腹　　　⑤右抻上腹　　　⑥向上抻拔

【图1-1】卧姿六抻法

（5）临危自救采用速效救心法（请参照锦囊2），适时自医自救。

锦囊 2：速效救心法

[**适应症状**] 胸闷、心绞痛、心衰以及心梗病人。

[**潜在病因**] 冠脉管腔狭窄或闭塞，或者过度伤力，引起心肌缺血，致使大量心肌细胞休眠与死亡，而引发心衰。

[**动作方法**] 端起心口窝，定位于心区，由左肩以反方向动作配合心口窝，做如下动作：

（1）拔摆心区【图 2-1】

方法是：左肩沿心区向上拔提，在持续拔提中，随着呼吸左右缓慢摆动；深吸气，沿心区缓慢向左摆动到底；呼气，沿心区向右摆动到底；左右往返摆动，做 2 个 8 拍。动作要与呼吸配合，绝对不可以憋气。

（2）拔溜心区【图 2-2】

方法是：左肩沿心区向上拔提，在持续拔提中，随着呼吸前后溜动；深吸气，同时沿心区向前溜到顶；呼气，同时向后溜到底；前后往返溜动，做 2 个 8 拍。动作要与呼吸配合，绝对不可以憋气。

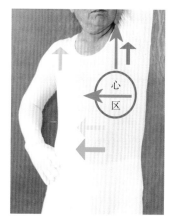 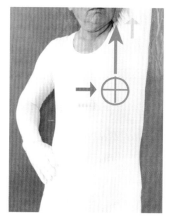

【图 2-1】拔摆心区　　　　　　【图 2-2】拔溜心区

（3）慢串心区【图 2-3】

方法是：随着呼吸上下缓慢串动；深吸气，同时慢慢向上串到顶；呼气，

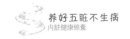
同时向下串动；上下往返串动，做2个8
拍。动作要与呼吸配合，绝对不可以憋气。

全部动作结束后，全身放松，做6次深
呼吸。

［提示］废除用力压榨式排便，采用
自然排便法排便，以避免卫生间意外猝死，
防止病情不断恶化。

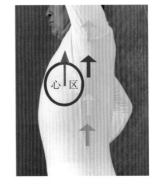

【图2-3】慢串心区

锦囊3：胃痛

［主要症状］胃部疼痛不适。

［潜在病因］胃痛是人们最常见的症状，
病因多种多样，尤其是当人们进食后，即
行蜷坐、伏案工作、弯腰劳动、蜷卧或者
久坐时，常引起胃痛与胃不适。

［康复方法］端起心口窝，请做以下几
个动作：

（1）胃肠滑梯转

请参照【图3-1】，做6~8次。

（2）"绕右手三指逆时针微转上脘穴"

方法是：将右手三指的中指指腹，着
于上脘穴（前正中线，脐上5寸处），逆时
针旋转揉动60圈；同时以腹肌与胸廓配合
心口窝，绕手指外缘同步转动。

（3）平旋上腹

请参照【图3-2】，做8个8拍。

［提示］运动时，要挺胸坐直，双手掐
腰以固定上体，动作要缓慢而有力度。

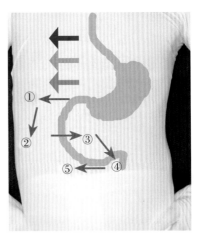

【图3-1】 胃肠滑梯转

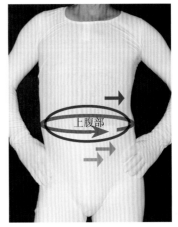

【图3-2】平旋上腹

锦囊 4：如何提高药物疗效

药物治疗，是人类防病治病不可或缺的有效方法。然而，在药物用于人体时，其治疗功效往往受到自身诸多不确定因素的影响，阻碍药物吸收，降低药物治疗功效。

已故著名中医师张景春老先生，是我国最早倡导并指导病人采用相关方法，提高药物功效，协助康复内脏疾病的医生。先生早在 20 世纪 30 年代，就采用"抻肩腰"等扩展五脏的运动，配合药物治疗，促使药物"进入脏腑深处"，以提升药物治疗功效的方法，深受人们欢迎。

多年来，如何提升药物疗效，一直成为人们关注的话题。许多专家学者，都致力于如何进一步提升药物"血药浓度"，促使更多的药物被人体吸收，进入血液，以充分发挥治疗作用的研究。然而，药物进入血液，只是非常关键的第一道门坎。药物还必须顺利进入病区（患病部位）这个最关键的第二道门坎，并达到有效"病区药量（进入病区内部的药物浓度）"之后，才能实现应有的治疗功效。就像是人们乘车旅行，乘上了车，不等于到达目的地，如果目的地道路不通，就无法进入目的地，这趟旅行就白费了。有时，同样的疾病，采用同样的药物治疗，有的病人疗效很好，有的疗效欠佳，常常是与病人体内状态有关。只有病区循环畅通，药物能够直达病灶，效果才能理想；如果患病部位肿胀、壅塞，导致"病区循环"欠佳，使药物难以进入病区，疗效自然变差。

由此可见，影响"病区药量"的是"病区循环"；而内脏运动保健法可以通过相关动作，直接改善病区循环，有望实现提升病区药量、提高药物疗效的目标。其方法是在血药浓度达到"峰值"的时间（药物在体内有效作用的时间）之内，反复运动病区，通过相关动作，疏通病区循环，更新患部血液，将药物更多的引进病区，让较高浓度的药物作用于病灶，可望充分发挥治疗效果，实现提高药物功效的目的。

了解了以上内容，我们就可以选择有效时间，并采用相关方法，来提高

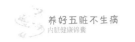
药物治疗功效。

（1）时间的选择

不同的给药途径，形成的血药浓度峰值的时间也各异，入门选择的动作时间也不尽相同（具体见下表）。例如，静脉滴注给药，从给药 5 分钟后开始，每 5~15 分钟，运动患部一次，一次 2~3 分钟，直到滴注完成之后 30 分钟；肌内注射给药，从给药 15 分钟后开始，每 5~15 分钟一次，直到注射完成之后 90 分钟；口服给药，从服药 30 分钟后开始，每 5~15 分钟一次，直到服药之后 90 分钟。

提升药效动作选择时间

给药途径	开始时间	每次动作间隔时间	结束时间
静脉滴注	5 分钟后开始	每 5~15 分钟运动一次	注完 30 分钟后
肌内注射	15 分钟后开始	每 5~15 分钟运动一次	注射 90 分钟后
口服	30 分钟后开始	每 5~15 分钟运动一次	服药 90 分钟后

（2）动作方法的选择

不同的目标脏器，需采用不同的动作方法，例如：

①肺部疾病用药时，以拔摆胸腔【图 4-1】、拔旋胸腔【图 4-2】、顺转胸腔【图 4-3】为主；病灶在左肺者，加拔溜心区【图 4-4】；病灶在右肺者，加胸腔左抻右串【图 4-5】；在药物的血药浓度峰值期间，每 15~20 分钟动作一次，一次各 4 个 8 拍（图中的"摆法""串法""溜法"均为往返动作，下同）。

②肝病用药时，以拔摆肝区【图 4-6】、拔旋肝区【图 4-7】、拔落肝区【图 4-8】、上腹左抻右串【图 4-9】为主，一次各 4 个 8 拍。

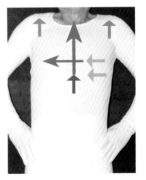

【图 4-1】拔摆胸腔

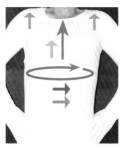
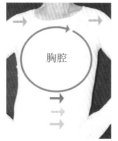
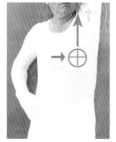
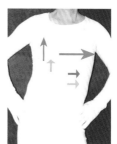

【图 4-2】拔旋胸腔　　【图 4-3】顺转胸腔　　【图 4-4】拔溜心区　　【图 4-5】胸腔左
　　　　　　　　　　　　　　　　　　　　　　　　　　　　　　　　　　　抻右串

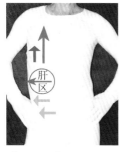
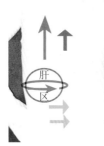
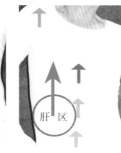
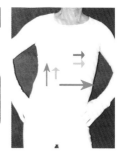

【图 4-6】拔摆肝区　　【图 4-7】拔旋肝区　　【图 4-8】拔落肝区　　【图 4-9】上腹左
　　　　　　　　　　　　　　　　　　　　　　　　　　　　　　　　　　　抻右串

③脾、胰、胃病用药时，以拔溜脾区【图 4-10】、拔摆脾区【图 4-11】、转脾区【图 4-12】、上腹右抻左串【图 4-13】为主，一次各 4 个 8 拍。

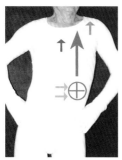
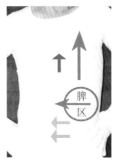
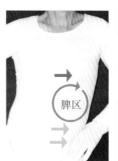
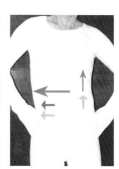

【图 4-10】拔溜脾区　　【图 4-11】拔摆脾区　　【图 4-12】转脾区　　【图 4-13】上腹右
　　　　　　　　　　　　　　　　　　　　　　　　　　　　　　　　　　　抻左串

④肾病，以拔摆肾区【图 4-14】、转肾区【图 4-15】、上下盘背【图 4-16】

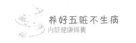

为主，一次各4个8拍。

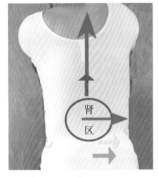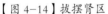 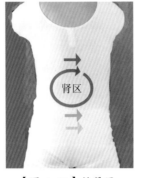 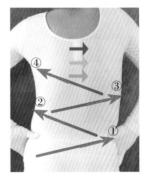

【图4-14】拔摆肾区　　　【图4-15】转肾区　　　【图4-16】上下盘背

⑤心脏疾病用药时，以拔摆心区【图4-17】、拔旋心区【图4-18】、拔溜心区【图4-19】为主，一次各4个8拍。

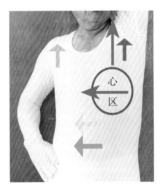 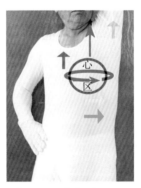 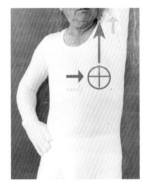

【图4-17】拔摆心区　　　【图4-18】拔旋心区　　　【图4-19】拔溜心区

⑥肠管疾病用药时，以拔落腹腔【图4-20、图4-21】、慢转腹腔【图4-22】、溜神阙【图4-23、图4-24】、抻下腹【图4-25】为主，一次各4个8拍。

⑦卵巢、子宫、直肠、膀胱疾病用药时，以平旋下腹【图4-26】、前努后纳【图4-27、图4-28】、拔腹收肛【图4-29】、荡会阴【图4-30】为主，一次各4个8拍。

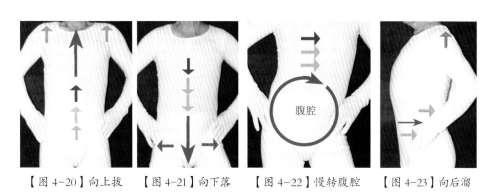

【图 4-20】向上拔　　　【图 4-21】向下落　　　【图 4-22】慢转腹腔　　　【图 4-23】向后溜

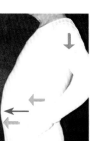
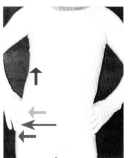
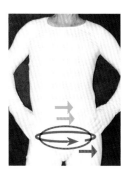
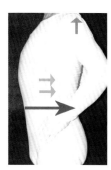

【图 4-24】向前溜　　　【图 4-25】抻下腹　　　【图 4-26】平旋下腹　　　【图 4-27】向后纳

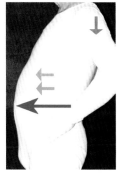
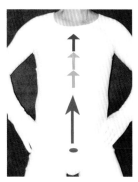
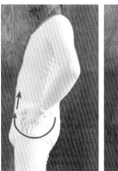
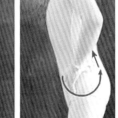

【图 4-28】向前努　　　【图 4-29】拔腹收肛　　　　　【图 4-30】荡会阴

⑧前列腺、尿道疾病用药时，以串膀胱区【图 4-31】、缓旋盆底【图 4-32】、摆下腹【图 4-33】、荡会阴【图 4-30】为主，一次各 4个 8 拍。

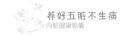
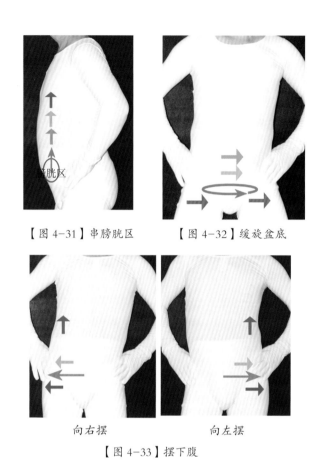

【图 4-31】串膀胱区　　【图 4-32】缓旋盆底

向右摆　　　　　　向左摆

【图 4-33】摆下腹

锦囊 5：如何消除呃逆

呃逆是由膈肌所产生的间歇性、痉挛性收缩，导致空气突然被吸入气道内，同时伴有声带闭合而发出呃逆声，一般可持续数分钟，数小时甚至数日。

[**主要症状**] 气逆上冲，喉间呃逆连声，不能自制。

[**潜在病因**] 躯体直立致使膈肌负担加重，经常处于紧张状态，在某些诱因促使下，例如进食仓促、过食生冷、饭后受风寒、精神刺激、纵隔膜炎和某些胃部疾患，会引起膈神经兴奋，促使膈肌产生间歇性收缩运动，而出现呃逆。

[**康复方法**] 按照以下方法，可以很快消除呃逆。

（1）左右抻牵胸口

①端起心口窝，沿胸口向右抻牵 5 秒钟【图 5-1】，同时呼气，然后还原，吸气；②沿胸口向左抻牵 5 秒钟，同时呼气，然后还原，吸气；如此左右交替做 8 次。

（2）上拔腹腔

请参照【图 5-2】"拔落腹腔"之中"向上拔"的动作，沿胸口垂直向上拔提 5 秒钟，同时呼气，然后还原，吸气；此动作可以反复做 4 次。

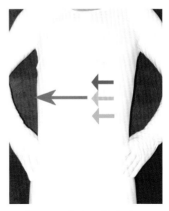

【图 5-1】左右抻牵胸口
（向右抻）

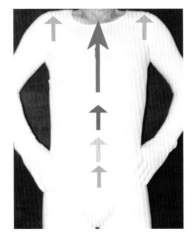

【图 5-2】向上拔

锦囊 6：怎样防止"伤力"

[**主要表现**] 进行剧烈运动或劳动时，很快出现胸闷、气短、心跳剧烈、无力继续坚持下去的感觉，严重者可有心前区疼痛等症状。

[**内在原因**] 常常是由于人们在心脏泵血功能达到极限后，仍然持续剧烈运动或劳动，就可能导致冠脉供血不足，心肌细胞因持续性缺血，而大量休眠、死亡。心肌细胞的大量"减员"，就是引发"伤力"的直接原因。伤力的

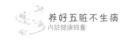
主要损伤目标是心脏。

[**防止方法**]及时将休眠细胞转化为正常细胞，请采用如下养护心脏动作，防止伤力，动作有：

（1）拔摆心区

动作请参照【图6-1】左右往返摆动，做2个8拍，动作要与呼吸配合，绝对不可以憋气。

（2）拔溜心区

请参照【图6-2】前后往返溜动，做2个8拍，动作要与呼吸配合，绝对不可以憋气。

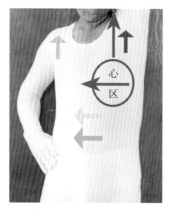
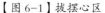
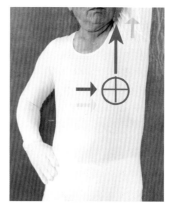

【图6-1】拔摆心区　　　　　　　　【图6-2】拔溜心区

（3）串心区

动作请参照【图6-3】上下往返串动，做2个8拍，动作要与呼吸配合，绝对不可以憋气。

（4）旋心区

动作方法请参照【图6-4】，随着呼吸，沿心区上、下部位交替旋动；1~4拍沿心脏下部旋4圈，5~8拍旋心脏上部4圈；做4个8拍，动作要与呼吸配合，不可憋气。

全部动作结束后，全身放松，做6次深呼吸。

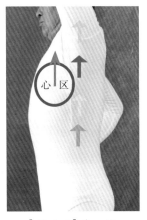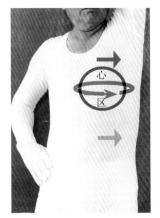

【图 6-3】串心区　　　　　　【图 6-4】旋心区

此外，也可每晚进行心脏按摩（请参照锦囊 54 相关内容），按摩 30 下，以防范伤力。

锦囊 7：如何防范积劳成疾

[**主要表现**]"积劳成疾"是人们长期勤奋不息、操劳过度，内脏损伤日积月累，病入膏肓，回天无望的现象。

[**潜在病因**]积劳成疾的实质，常常是内脏细胞大量休眠与死亡的结果。过度操劳者，常常将自己的内脏器官，置于持续性缺血状态下，脏器微循环不畅、供血不足，使失去基本生存条件的内脏细胞，纷纷经休眠进入死亡状态。内脏细胞大量死亡与休眠，促使内脏逐渐萎缩，功能下降，最后濒临衰竭而宣告不治。

数千年来，积劳成疾一直被误认为辛勤劳作所致，其实不然。因为劳作是以动作为基础，劳作本身很少会致病，真正的病因是疏于对内脏器官的养护与保健，让内脏器官成为"一次性消费品"，被彻底报废掉了。

[**预防方法**]预防积劳成疾方法有二，一是采用自然排便法排便，以防止用力压榨排便加重积劳成疾；二是每天坚持保健内脏，可以从下面组合中任选一组，及时化解内脏器官损伤，防止积劳成疾。

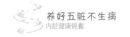
【组合一】溜、旋、摆、拔组合

（1）拔溜心区

请参照【图7-1】相关方法前后往返溜动，做4个8拍。

（2）拔旋肝区

请参照【图7-2】相关方法，做4个8拍。

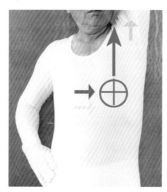

【图7-1】拔溜心区　　　　　　【图7-2】拔旋肝区

（3）拔摆肾区

请参照【图7-3】相关方法左右往返摆动，做4个8拍。

（4）拔落腹腔

请参照【图7-4】相关方法，做2个8拍。

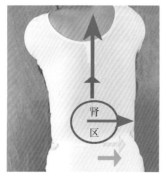
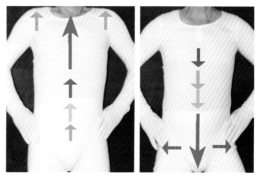

【图7-3】拔摆肾区　　　　　向上拔　　　　　向下落

【图7-4】拔落腹腔

（5）拔摆脏腑

请参照【图 7-5】的相关内容，做 4 个回合。

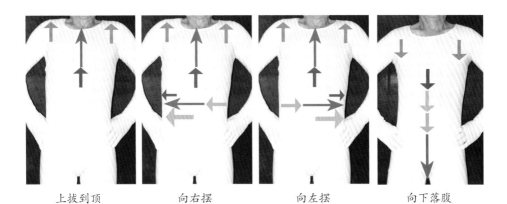

上拔到顶　　　　向右摆　　　　向左摆　　　　向下落腹

【图 7-5】拔摆脏腑

【组合二】转、摆、旋、转、旋组合

（1）转肾区

请参照【图 7-6】相关方法，做 4 个 8 拍。

（2）拔摆肝区

请参照【图 7-7】相关方法左右往返摆动，做 4 个 8 拍。

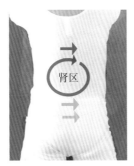
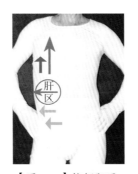

【图 7-6】转肾区　　　【图 7-7】拔摆肝区

（3）拔旋心区

请参照【图 7-8】相关方法，做 4 个 8 拍。

（4）转心区

请参照【图7-9】相关方法，做4个8拍。

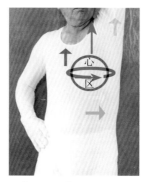
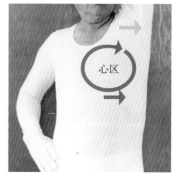

【图7-8】拔旋心区　　　　　【图7-9】转心区

（5）上下拔旋

请参照《养好五脏不生病·内脏运动保健法》内脏运动操中"第4段：上下拔旋"相关方法，做4个8拍。

【组合三】内脏运动操

请参照《养好五脏不生病·内脏运动保健法》"第四章　日常保健"中的内脏运动操，每节4个8拍，上、下午各做一遍。

锦囊8：如何呵护肝脏与肾脏

长期服用化学药物者，需注意防止肝、肾受到药物毒副作用的损伤。药物进入人体后，一般都要通过肝脏代谢，经过肾脏排除。肝肾功能状态，会直接影响药物的代谢与排除。不能及时排除的药物与后续吸收的药物叠加起来，使血药浓度不断增高，会进一步增强药物毒性与肝肾负担，一旦导致肝肾损伤，会形成恶性后果。尤其是长期用药及老年人用药，需要注意呵护肝肾。

呵护肝肾的要领是改善肝肾循环、促进肝肾血液吐纳更新，以加速药物代谢与排除，保护肝肾细胞，防止肝肾损伤，人们可以从下面组合中任选一组，或者根据需要另行组合。

【组合一】

（1）拔溜肝区

请参照【图8-1】相关方法前后往返溜动，做4个8拍。

（2）串肝区

请参照【图8-2】相关方法上下往返串动，做4个8拍。

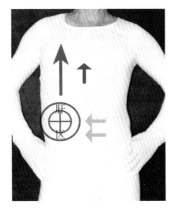

【图8-1】拔溜肝区　　　　　【图8-2】串肝区

（3）拔摆肾区

请参照【图8-3】相关方法左右往返摆动，做4个8拍。

（4）转肾区

请参照【图8-4】相关方法，做4个8拍。

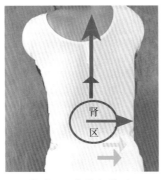
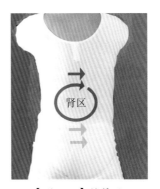

【图8-3】拔摆肾区　　　　　【图8-4】转肾区

【组合二】

（1）拔摆肝区

请参照【图 8-5】相关方法左右往返摆动，做 4 个 8 拍。

（2）拔旋肝区

请参照【图 8-6】相关方法，做 4 个 8 拍。

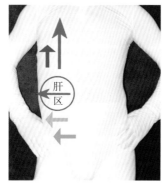
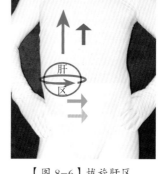

【图 8-5】拔摆肝区　　　　　　【图 8-6】拔旋肝区

（3）上下盘背

请参照【图 8-7】相关方法，做 4 个 8 拍。

（4）左右抻肾

请参照【图 8-8】相关方法，做 4 个 8 拍。此为向右抻，向左抻方向相反。

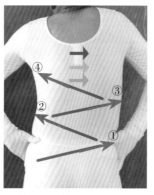
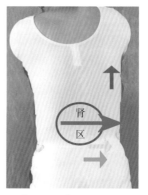

【图 8-7】上下盘背　　　　　　【图 8-8】右抻肾区

【组合三】

（1）卧姿拔摆脏腑

平卧，双臂平放两侧，请参照【图 8-9】的相关内容，睡前做 4 个回合。

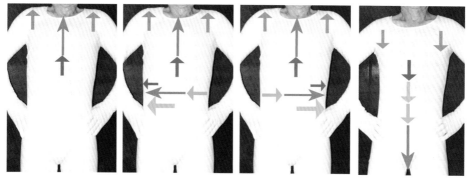

| 上拔到顶 | 向右摆 | 向左摆 | 向下落腹 |

【图 8-9】卧姿拔摆脏腑

（2）卧姿六抻法

请参照【图 8-10】相关方法，每晚睡前做一遍。

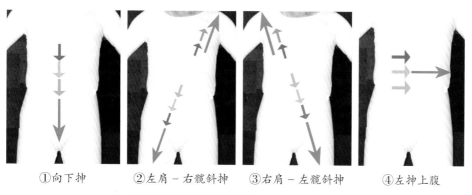

①向下抻　②左肩-右髋斜抻　③右肩-左髋斜抻　④左抻上腹

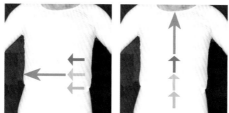

⑤右抻上腹　⑥向上抻拔

【图 8-10】卧姿六抻法

【组合四】

（1）肝脏按摩（请参照锦囊55），按摩20下。

（2）肾脏按摩（请参照锦囊56），按摩20下。

锦囊9：工作繁忙怎样呵护内脏

从事以久坐为主的工作人员，如司机、电脑操作人员、机械操作手、公务员、职员、学员，以及长时间的会议等，长期保持固定坐姿，很少有时间进行运动健身者，可采用边工作边保健内脏的方法，每间隔30~90分钟运动一次。

扫码看视频

久坐与用力挤压排便危害内脏健康

保健重点部位有消化系统、泌尿生殖系统、肝胆以及心肺保健等。

方法是：双臂屈肘支撑在桌子（工作台、方向盘、座椅扶手）上，端起心口窝，任选以下一个组合。

【组合一】

（1）缓旋盆底

请参照【图9-1】相关方法，做4个8拍。

（2）转肝区

请参照【图9-2】相关方法，做4个8拍。

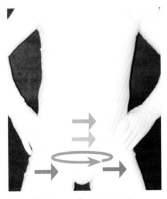

【图9-1】缓旋盆底

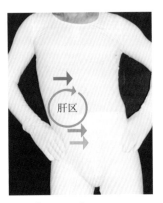

肝区

【图9-2】转肝区

（3）上下盘背

请参照【图9-3】相关方法，做4个8拍。

（4）拔摆心区

请参照【图9-4】相关方法左右往返摆动，做4个8拍。

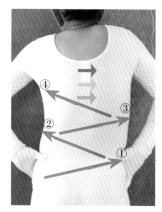 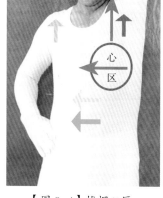

【图9-3】上下盘背　　　　　　【图9-4】拔摆心区

（5）拔落腹腔

请参照【图9-5】相关方法，做2个8拍。

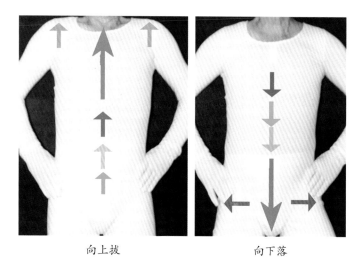

向上拔　　　　　　　　　向下落

【图9-5】拔落腹腔

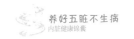
【组合二】

（1）拔腹收肛

请参照【图9-6】相关方法，做2个8拍。

（2）转肾区

请参照【图9-7】相关方法，做4个8拍。

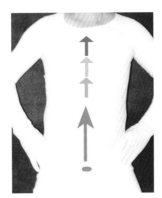
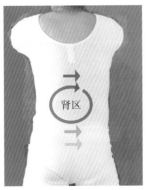

【图9-6】拔腹收肛　　　　　【图9-7】转肾区

（3）胃肠滑梯转

请参照【图9-8】相关方法，做4个8拍。

（4）拔摆肝区

请参照【图9-9】相关方法左右往返摆动，做4个8拍。

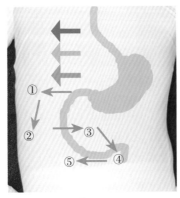
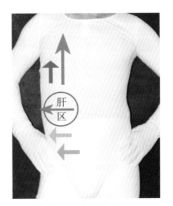

【图9-8】胃肠滑梯转　　　　　【图9-9】拔摆肝区

（5）缓旋心区

请参照【图 9-10】相关方法，做 4 个 8 拍。

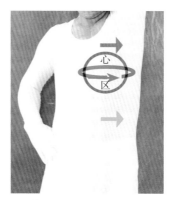

【图 9-10】缓旋心区

【组合三】

（1）拔摆脏腑

请参照【图 9-11】的相关内容，做 4 个回合。

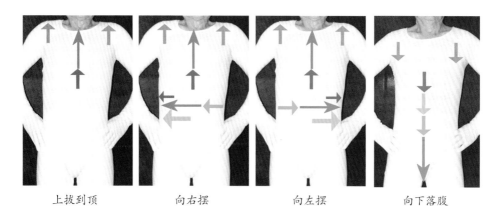

上拔到顶　　　　向右摆　　　　向左摆　　　　向下落腹

【图 9-11】拔摆脏腑

（2）上下拔旋

请参照《养好五脏不生病·内脏运动保健法》内脏运动操中"第 4 段：上下拔旋"相关方法，做 4 个 8 拍。

锦囊 10：不可轻视的腹部寒凉

"腹部寒凉"是指来自腹腔里面时隐时现的寒凉感觉。有的寒凉感在下腹，时而伴有下腹痛；有的寒凉感来自上腹部，时而伴有肝、胃不适或疼痛；也有的寒凉感在脐周或整个腹腔。

腹部寒凉感，常常是内脏疾病的先兆，提示人们，腹腔的某部位脏器循环拥塞、明显缺血，需要及时化解。

[自我感觉]"腹部寒凉"是指腹腔里面有寒凉感，腹壁体温较低，用手触摸腹壁时，常常明显低于其他部位的温度。

[潜在原因]寒凉的直接原因是腹腔脏器缺血，特别是肠缺血。因为，血液不仅仅是向各个内脏器官提供氧气、能量和免疫力，更具有保持人们正常体温的功能。供血旺盛的部位，温度提升，表面红润，会感到暖热；供血不足的部位，体温难保，就会出现寒凉感。由于人类直立生活，腹腔内脏相互堆积与抵制在一起，内脏供血不足、血液分布不均，是一种比较常见的有害现象。许多内脏疾病，常常是先有腹部寒凉感，且随着病情加重而寒凉感更明显；还可能在受到外界寒凉刺激时，症状加重。

[化解方法]改善腹腔供血，疏通腹部微循环，化解腹部寒凉，预防相关疾病。根据不同的寒凉部位，选择以下相关组合，疏通内脏循环，来化解寒凉感，促进内脏健康。

【组合一】上腹寒凉感

（1）拔摆上腹

请参照【图 10-1】的相关内容左右往返摆动，做 40 个往返。

（2）平旋上腹

请参照【图 10-2】的相关内容，旋 40 圈。

（3）上下串腹

请参照【图 10-3】的相关内容上下往返串动，做 20 个往返。

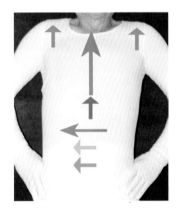

【图 10-1】拔摆上腹

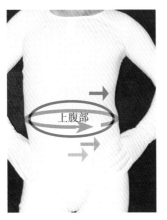

【图 10-2】平旋上腹

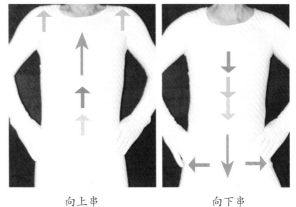

向上串　　　　　　　向下串

【图 10-3】上下串腹

（4）拔摆脏腑

请参照【图 10-4】的相关内容，做 4 个回合。

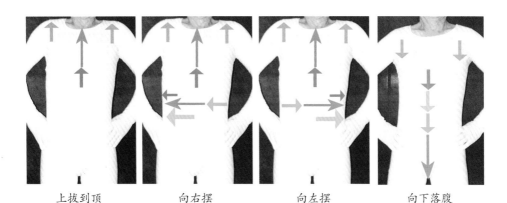

上拔到顶　　　向右摆　　　向左摆　　　向下落腹

【图 10-4】拔摆脏腑

（5）转脾区

请参照【图 10-5】的相关内容，转 20 圈。

【组合二】下腹寒凉感

（1）溜下腹

请参照【图 10-6】的相关内容前后往返溜动，做 30 个往返。

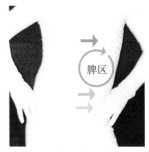

【图 10-5】转脾区

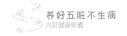
（2）转下腹

请参照【图10-7】的相关内容，转30圈。女性可选微转子宫区，请参照【图10-8】。

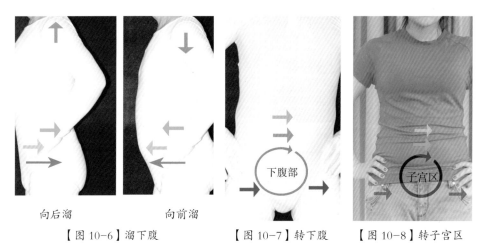

向后溜　　　　　　向前溜

【图10-6】溜下腹　　　　　【图10-7】转下腹　　　【图10-8】转子宫区

（3）荡会阴

请参照【图10-9】的相关内容，做20个往返。

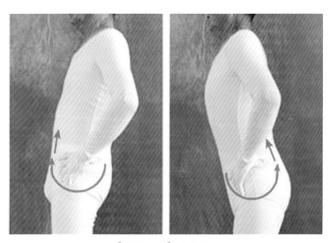

【图10-9】荡会阴

（4）纳努中极

请参照【图10-10】相关方法，做8个回合。

（5）缓旋盆底

请参照【图 10-11】的相关内容，旋 40 圈。

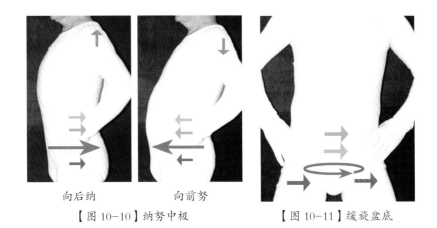

向后纳　　　　　向前努

【图 10-10】纳努中极　　　　　【图 10-11】缓旋盆底

【组合三】全腹寒凉

（1）溜神阙

请参照【图 10-12】的相关内容前后往返溜动，做 30 个往返。

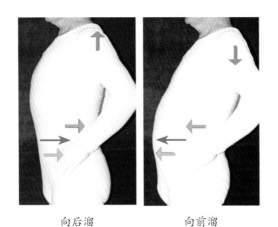

向后溜　　　　　向前溜

【图 10-12】溜神阙

（2）拔落腹腔

请参照【图 10-13】的相关内容，做 8 个往返。

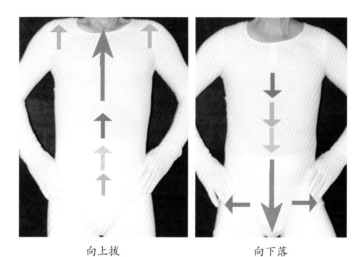

向上拔　　　　　　　　　向下落

【图 10-13】拔落腹腔

（3）顺绕车轮

请参照【图 10-14】的相关内容，绕 30 圈。

（4）抻上腹

请参照【图 10-15】的相关内容，左右交替，做 8 个往返。

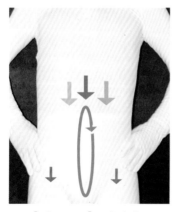

【图 10-14】顺绕车轮

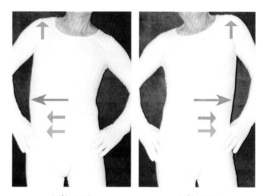

右抻上腹　　　　　　　左抻上腹

【图 10-15】抻上腹

（5）顺转腹腔

请参照【图 10-16】的相关内容，转 40 圈。

（6）平旋中腹

请参照【图 10-17】的相关内容，旋 40 圈。

锦囊 11：如何康复脂肪肝

正常的肝脏细胞内，脂肪只占 3%~5%，如果超过了 5%，被视为脂肪在肝内异常沉积，即可认定为脂肪肝。肝内脂肪堆积的程度，常常与躯体肥胖程度成正比。30%~50% 的肥胖症常合并脂肪肝，重度肥胖者脂肪肝的发病率高达 61%~94%。

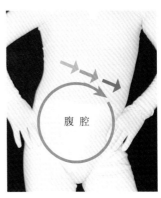

【图 10-16】顺转腹腔

[**主要症状**] 脂肪肝一般无明显症状，可有轻微的肝区不适、食欲减退、恶心、呕吐、腹胀、腹泻、阳痿、闭经、蜘蛛痣等，常常是在健康体检中发现。

[**潜在病因**] 食物消化吸收的营养物质，在肝脏被代谢为脂质之后，脂质应该是随着血液循环从肝脏输送出去，贮存于皮下等部位，以备能量缺乏之时，转化为能量使用。由于人们久坐时直接压迫肝脏，肝内血液流量明显减少，使代谢产生的大量的脂质，不能全部运送出去，促使肝内脂肪堆积，形成脂肪肝。

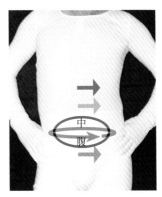

【图 10-17】平旋中腹

[**康复方法**] 先定位于肝区【图 11-1】，端起心口窝，请按照下面组合，或者另行组合动作，每天做 2~3 遍。

（1）拔摆肝区

请参照【图 11-2】相关方法左右往返摆动，做 4 个 8 拍。

（2）抻肝区

请参照【图 11-3】相关方法，左右交替做 8 个往返。此为向右抻，向左抻方向相反。

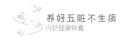

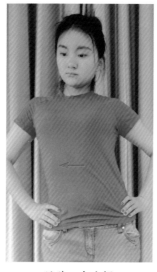 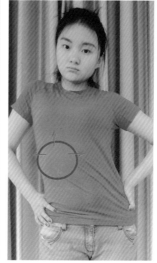

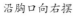

沿胸口向右摆　　　　　　　沿肝区展开一点

【图 11-1】肝区定位

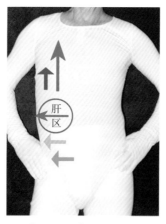 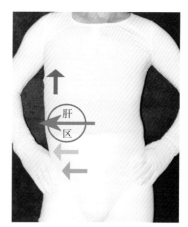

【图 11-2】拔摆肝区　　　　　　　【图 11-3】右抻肝区

（3）上腹左抻右串

请参照【图 11-4】相关方法，做 4 个 8 拍。

（4）转肝区

请参照【图 11-5】相关方法，做 4 个 8 拍。

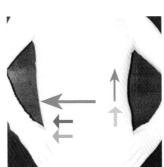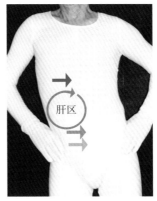

【图 11-4】上腹左抻右串　　　【图 11-5】转肝区

（5）拔旋肝区

请参照【图 11-6】相关方法，做 4 个 8 拍。

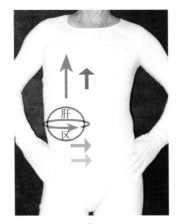

【图 11-6】拔旋肝区

此外，也可每晚进行肝脏按摩（请参照锦囊 55），按摩 30 下。

锦囊 12：冠心病的辅助康复方法

[**主要症状**] 胸闷、气短、心悸、心前区不适、心绞痛等。

[**潜在病因**] 冠心病除了已知原因外，其发病与病情不断加重的潜在病因

是心脏缺血，促使大量心肌细胞休眠而失去应有的生理功能。心肌缺血与人们久坐、负重、用力压榨排便密切相关。

[**辅助康复**]端起心口窝，定位于心区【图12-1】，做如下五个动作：

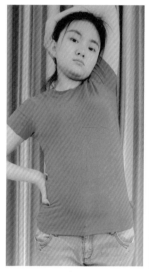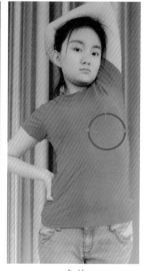

选位　　　　　　　　　　　定位

【图12-1】心区选位、定位

（1）拔摆心区

方法请参照【图12-2】左右往返摆动，做2个8拍。动作要与呼吸配合，绝对不可以憋气。

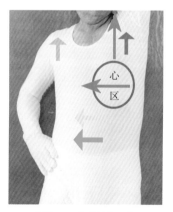

【图12-2】拔摆心区

（2）拔溜心区

方法请参照【图 12-3】前后往返溜动，做 2 个 8 拍。动作要与呼吸配合，绝对不可以憋气。

（3）慢串心区

方法请参照【图 12-4】上下往返串动，动作缓慢一些，做 2 个 8 拍。动作要与呼吸配合，绝对不可以憋气。

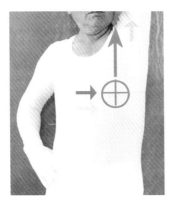 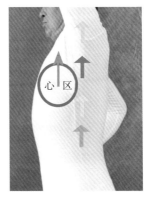

【图 12-3】拔溜心区　　　　　【图 12-4】串心区

（4）旋心区

动作方法请参照【图 12-5】，做 4 个 8 拍。动作要与呼吸配合，不可憋气。

（5）转心区

请参照【图 12-6】相关方法，做 4 个 8 拍。

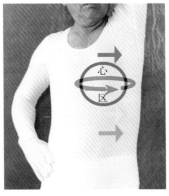 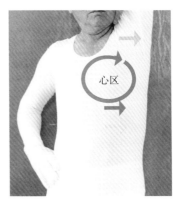

【图 12-5】旋心区　　　　　【图 12-6】转心区

全部动作结束后，全身放松，做6次深呼吸。

[提示] 患有冠心病的读者朋友，采用上述方法，感觉有效之后，擅自停止药物治疗，此举不妥。冠心病的康复，须以药物治疗为主，内脏运动为辅，不经医生允许，不可停止药物治疗。

锦囊13：妊娠便秘排解方法

由于胎儿成长挤压肠管【图13-1】，导致肠管供血状况变差、肠液分泌减少、粪便移动阻力增大，加之结肠蠕动功能受限，使排便周期长，粪便滞留时间较久，水分被过度吸收，经常会出现便秘与塞便症状。

[潜在危害] 妊娠期间采用用力压榨式排便很危险。妊娠期间经常会出现便秘与塞便，多发生在直-肛部位，干燥坚硬便块拥堵在肛门前，无法排出。如果采用"用力压榨排便"方法，就必须加大压榨力度，在强大压力之下，子宫被压缩、胎盘被压扁【图13-2】，胎儿供血几乎中断，轻者影响胎儿正常发育，重者可能引发各种先天性疾病，甚至致畸；有习惯性流产先兆者，可能因此而引发流产，不可不防。

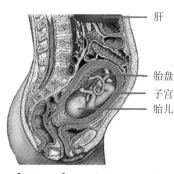

【图13-1】胎儿成长压迫肠管

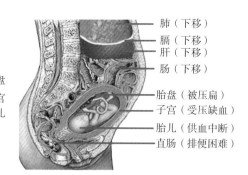

【图13-2】用力压榨排便压迫胎儿

[排解方法] 采用自然排便法排便。请以操作排便方法为主，在下列方法中，可以任意筛选一种行之有效的方法日常应用。我的另一本书《便秘轻松解》应用内容较多，建议孕产妇购买一本，有动作排便方法与操作排便方法，下

面引用几段行之有效的操作排便方法：

（1）拔秘点双侧同步旋动法

请参照《养好五脏不生病·自然排便法》一书"操作排便方法"项下相关方法，促使便块错落下移、逐渐排出。

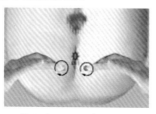

拔秘点双侧同步旋动法

（2）对应点双侧同步换位抻拨法

请参照《养好五脏不生病·自然排便法》一书"操作排便方法"项下的相关动作方法与要领进行排便。

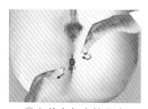 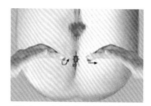 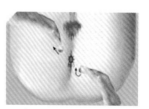

①左前点与右拨秘点　②左、右排秘点同步抻拨　③右前点与左拨秘点
　同步抻拨　　　　　　　　　　　　　　　　　　　同步抻拨

对应点双侧同步换位抻拨法

（3）排秘点双侧同步旋动法

请参照《养好五脏不生病·自然排便法》一书"操作排便方法"项下的相关动作方法与要领进行排便。

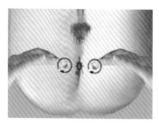

排秘点双侧同步旋动法

（4）对应点双侧同步换位引牵法

请参照《养好五脏不生病·自然排便法》一书的"操作排便方法"之中同样方法进行排便。

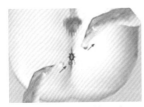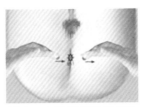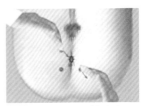

①左前点与右拨秘点 　②左、右排秘点同步引牵 　③右前点与左拨秘点
　同步引牵 　　　　　　　　　　　　　　　　　　　　同步引牵

对应点双侧同步换位引牵法

（5）排秘点两侧抻拔法

请参照《养好五脏不生病·自然排便法》一书"操作排便方法"的相关操作方法与要领进行排便。

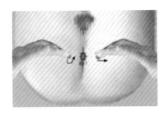

排秘点两侧抻拔法

（6）拔秘点单侧旋动法

请参照《养好五脏不生病·自然排便法》一书"操作排便方法"的相关操作方法与要领进行排便。

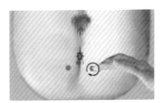

拔秘点单侧旋动法

［提示］①妊娠期间会经常出现便秘与塞便，操作排便可能会经常使用，操

作时双手动作要轻柔缓慢，注意保护局部皮肤组织；②习惯性流产或具有其他危险情况者，采用拔提与抻牵等排便动作时，动作尽量轻缓，避免过度用力。

锦囊 14：产后怎样恢复得又快又好

产后恢复，是指产创部位复原的过程。过去人们一直是靠自身的自然恢复，期间存在着诸多不确定因素。

[**恢复目标**] 产后恢复主要是创伤恢复，子宫、产道要复原，创伤要修复，功能也需要尽快恢复，要避免产后感染，防止"月子病"等。恢复的关键，主要在于促进创伤部位血液循环、提升免疫力、恢复生理功能。采用内脏运动，通过改善产创部位循环与微循环，促进生殖器官尽快恢复到妊娠前的状态。

[**恢复方法**] 产后恢复方法措施有二，一是采用自然排便方法排便，二是产后运动恢复。

（1）采用自然排便方法

用力压榨排便，是多种产后疾病（月子病）的诱因，必须彻底废除。产后便秘，需要强力压榨，容易造成产创部位的再创伤、充血肿胀、出血、迁延不愈，甚至引发感染。采用自然排便法，是防范月子病，促进产后恢复最有效方法之一。产后一旦出现便秘症状，须采用张氏排秘法进行排解，尽量少用泻药、灌肠，避免用手抠出塞便，具体方法请参阅我的同系列图书《便秘轻松解》第二章"自然排便法"的相关内容。

（2）产后运动恢复

[**体位选择**] 产后运动恢复，要选择趴位，常用的有"肘膝趴位"与"蜷趴位"，可任选一种。

①肘膝趴位

趴在床上，两臂屈肘分开与肩同宽，手掌向前平伸，掌心向下；两腿屈膝与肩同宽，四肢均垂直于床面，支撑身体；头颈及全身放松。

②蜷趴位

两腿屈膝与肩同宽，两膝尽量向前与两肋靠拢；两前臂交叉重叠，左小臂在下，右小臂在上，双肘靠近两膝；头颈放松，使身体蜷趴在床上。

[**动作方法**] 请在以下 3 个组合动作中任选 1 组，或另行组合，产后第三天后开始做，每天做 2~3 次。

【组合一】

（1）溜下腹

请参照【图 14-1】前后往返溜动，做 4 个 8 拍。

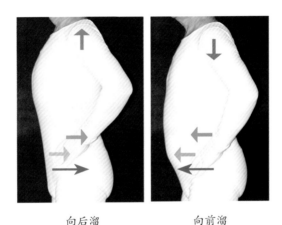

向后溜   向前溜

【图 14-1】溜下腹

（2）转下腹

请参照【图 14-2】，做 4 个 8 拍。

（3）绕子宫区

请参照【图 14-3】，做 4 个 8 拍。

（4）摆下腹

请参照【图 14-4】左右往返摆动，做 4 个 8 拍。

（5）拔旋膀胱区

请参照【图 14-5】，做 4 个 8 拍。

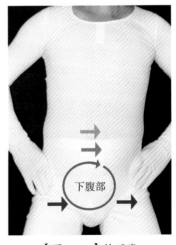

下腹部

【图 14-2】转下腹

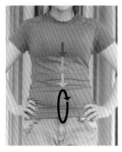

【图 14-3】绕子宫区

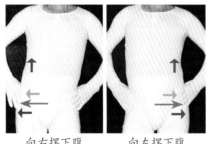

向右摆下腹　　　向左摆下腹

【图 14-4】摆下腹

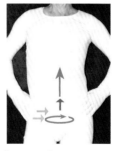

【图 14-5】拔旋膀胱区

【组合二】

（1）拔摆膀胱区

请参照【图 14-6】左右往返摆动，做 4 个 8 拍。

（2）溜神阙

请参照【图 14-7】前后往返溜动，做 4 个 8 拍。

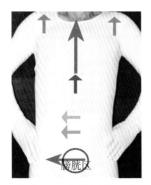

膀胱区

【图 14-6】拔摆膀胱区

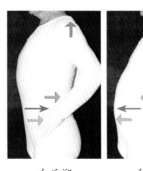

向后溜　　　　向前溜

【图 14-7】溜神阙

（3）拔落子宫区

请参照【图 14-8】，拔落 6 次。

（4）顺转腹腔

请参照【图 14-9】，做 4 个 8 拍。

（5）缓旋盆底

请参照【图 14-10】，旋 20 圈。

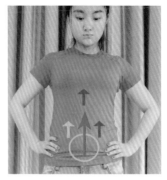

【图 14-8】拔落子宫区

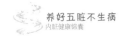

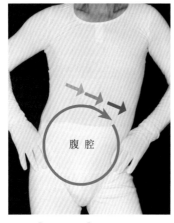
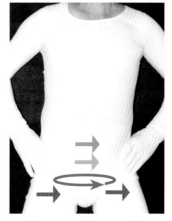

【图 14-9】顺转腹腔　　　　　【图 14-10】缓旋盆底

【组合三】

（1）拔溜膀胱区

请参照【图 14-11】前后往返溜动，做 4 个 8 拍。

（2）缓绕子宫区

请参照【图 14-12】，绕 20 圈。

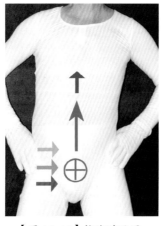
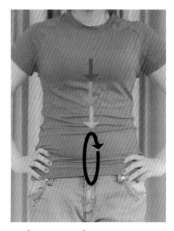

【图 14-11】拔溜膀胱区　　　　【图 14-12】缓绕子宫区

（3）上下串腹

请参照【图 14-13】上下往返串动，做 4 个 8 拍。

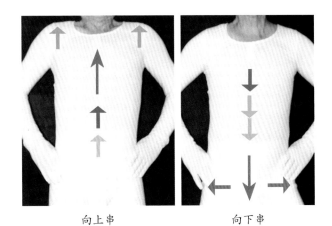

向上串 　　　　　　向下串

【图 14-13】上下串腹

（4）荡会阴

请参照【图 14-14】，做 4 个 8 拍。

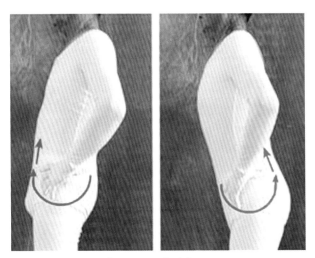

【图 14-14】荡会阴

（5）拔摆下腹

请参照【图 14-15】左右往返摆动，做 4 个 8 拍。

（6）平旋下腹

请参照【图 14-16】，做 4 个 8 拍。

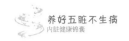
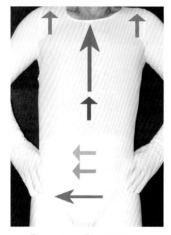

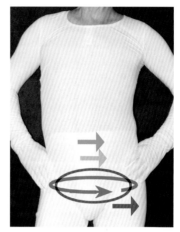

【图 14-15】拔摆下腹　　　　　　　【图 14-16】平旋下腹

锦囊 15：健康使用腹带方法

腹带收拢腹部，是产后用来防止赘肉，保持体型的常用方法，经常会因为腹带勒得过紧、过久、使用不当，影响血液流通，损伤下腹部及盆腔内脏器官的健康，从而酿成各种各样的妇科疾病、消化道疾病、肛肠疾病与尿道疾病。

腹带一般白天使用，晚上拆下，每天至少要进行两次腹腔内脏运动，晨起后运动一次，之后再系上腹带，于就寝前须将腹带解下，再进行一次内脏运动，运动时间不少于 3 分钟，动作如下：

（1）拔摆膀胱区

请参照【图 15-1】相关方法左右往返摆动，做4~8 个 8 拍。

（2）纳努中极

请参照【图 15-2】照相关方法，做 4~8 个 8 拍。

（3）抻中腹

请参照【图 15-3】相关方法，左右交替做 8 个往返。此为向右抻，向左抻方向相反。

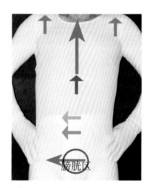

【图 15-1】拔摆膀胱区

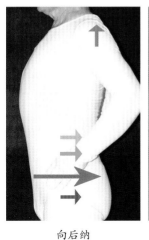
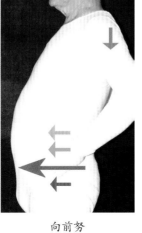
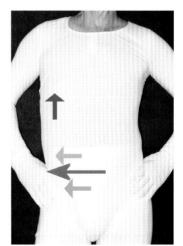

向后纳　　　　　　　向前努

【图 15-2】纳努中极　　　　　　　　　【图 15-3】抻中腹

（4）拔落子宫区

请参照【图 15-4】的相关方法，做 8 个往返。

（5）荡会阴

请参照【图 15-5】相关方法，做 4 个 8 拍。

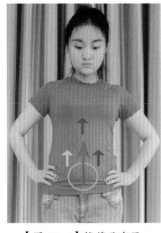
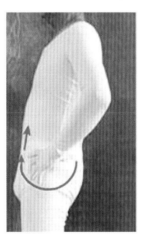
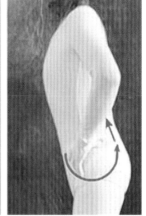

【图 15-4】拔落子宫区　　　　　　　　【图 15-5】荡会阴

（6）缓旋盆底

请参照【图15-6】相关方法，做8个8拍。

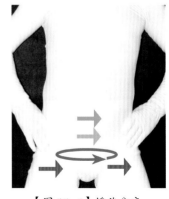
【图15-6】缓旋盆底

锦囊16：痛经

[**主要症状**] 月经来潮后1~2天内，出现阵发性下腹及腰骶部疼痛，有时可伴有头晕、乳胀等症状，或者持续性疼痛中有阵发性加剧；重者可呈阵发性绞痛，也可放射至腰骶部或股内前侧；疼痛剧烈时，可伴有出冷汗、面色苍白、恶心、呕吐、小腹发凉，甚至晕厥。

[**潜在病因**] 由于躯体直立、久坐，加之用力压榨排便，使腹腔下部持续性受压、宫体屈曲、子宫供血不足，影响女性激素的正常分泌与生理功能，导致经期子宫非正常收缩或痉挛，形成子宫口紧张，致使经血不通畅，引发痛经；或由于子宫内膜脱落物排出不畅，促使子宫收缩增强；或子宫收缩不够协调等原因，都可引起痛经。

[**康复方法**] 从引发痛经的根源入手，一是废弃用力压榨排便，采用自然排便法排便；二是及时化解久坐造成的危害，改善子宫循环，恢复正常分泌功能。

[**化解方法**] 仰坐或仰卧，按照下面组合或者另行组合动作，每天做1~2遍（在经期前3天每天做2遍），直到康复。

（1）纳摆骶部

请参照【图16-1】相关方法左右往返摆动，做4个8拍。

（2）缓绕子宫区

请参照【图16-2】相关方法，做4~8个8拍。

（3）拔落子宫区

请参照【图16-3】相关方法，做2个8拍。

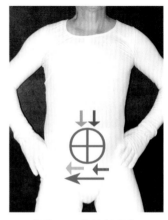
【图16-1】纳摆骶部

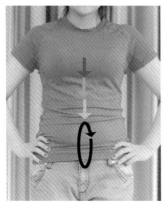

【图 16-2】缓绕子宫区

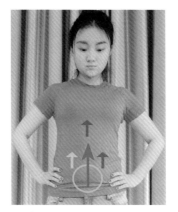

【图 16-3】拔落子宫区

（4）缓旋盆底

请参照【图 16-4】相关方法，做 4 个 8 拍。

（5）绕右手中指平转子宫穴

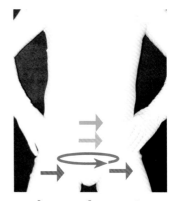

将右手中指的指腹点按在右侧子宫穴处（子宫穴在中极穴旁开 3 寸，左右各一穴），手指带动局部进行顺时针转揉，动作时先右后左，各转揉 60 圈。同时由腹肌配合心口窝，沿右手中指外缘同步随手指转动，一圈呼气、一圈吸气，前 10 圈速度稍慢，中间 40 圈加快，最后 10 圈减速。

【图 16-4】缓旋盆底

［提示］建议废弃用力压榨式排便，采用自然排便法排便，以促进痛经康复；经期忌食生冷和刺激性食物；避免神经紧张与过度操劳。

锦囊 17：月经不调

［**主要症状**］月经周期不规则，经血量异常，经期的持续时间过短或过长，颜色异常以及月经期间伴有不适症状等。

［**潜在病因**］由于躯体直立使生殖器官位于躯体下方，处于"压力垫"的

底层；经常受久坐、用力排便、不良体位造成盆腔受压过重，致使子宫与卵巢持续性供血不足，引起相关生理功能不稳定，并会影响到激素分泌。一旦分泌激素的下丘脑－垂体－卵巢系统功能不协调，或者出现障碍，致使相关激素失去平衡，便会引发月经不调。

[**辅助康复**]端坐或仰卧，按照下面组合或者另行组合动作，每天做2遍；也可与药物治疗配合。

（1）纳摆骶部

请参照【图17-1】左右往返摆动，连做4个8拍。

（2）绕右手中指平转气海、关元、中极、归来四穴

用右手中指着于气海等穴位上顺时针揉动，同时驱动心口窝随中指绕以下穴位转动：①气海穴（脐下1.5寸）50圈；②关元穴（脐下3寸）50圈；③中极穴（脐下4寸）50圈；④归来穴（自脐下4寸的中极穴旁开2寸）50圈。

（3）缓绕子宫区

请参照【图17-2】相关方法，沿子宫区缓绕；一圈呼气，一圈吸气；连续做4个8拍。

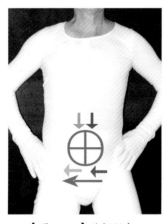
【图17-1】纳摆骶部

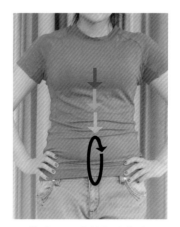
【图17-2】缓绕子宫区

（4）绕右手中指平转子宫穴

请参照"锦囊16　痛经"中的相关方法，每穴转60圈。

（5）荡会阴

请参照【图 17-3】，连续做 4 个 8 拍。

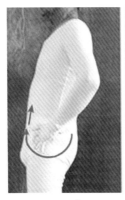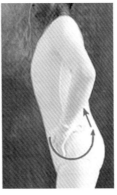

【图 17-3】荡会阴

（6）溜阴交

将右手中指按在阴交穴（前正中线，脐下 1
寸）处，端起心口窝，对着阴交穴前后溜动，向
后收时要收到底，中指随之用力按到底，同时呼
气；向前挺时要挺到顶，同时吸气；10 个往返
为一次，然后放松，稍息几秒钟再进行下一次，
做 4 次。

（7）缓旋盆底

请参照【图 17-4】相关方法，沿盆底顺时
针旋动，一圈呼气，一圈吸气，连续做 4 个 8 拍。

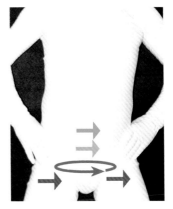

【图 17-4】缓旋盆底

锦囊 18：白带异常

白带是女性生殖器官的分泌物，具有保护女性身体免受细菌及病原体感
染的重要作用。正常白带一般略有微酸气味，呈乳白色，黏度较高，白带的
量和黏性，常随月经的周期而变化。

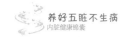

[**主要症状**]"白带异常"是指白带的颜色、气味和量出现了异常。不同疾病所出现的白带形态也各异：①炎症引起者，多为脓性白带，呈黄色或黄绿色脓样，有臭味；②息肉引起者，可出现血性白带；③真菌性阴道炎，可出现豆腐渣样白带；④生殖器官肿瘤，可产生黄水样白带。

[**潜在病因**]人类直立行走，将女性生殖器官置于躯体的最下方，在脏器相互堆积与挤压之下，微循环不畅通。特别是久坐、用力压榨排便，以及各种不良习惯，如蜷坐、跷二郎腿、穿紧身衣裤、腹带过紧等，常导致子宫缺血、局部免疫力下降，容易受到细菌或者原虫等微生物感染而引起白带异常。最常见有阴道炎、子宫糜烂、盆腔炎以及其他生殖器感染、肿瘤等，均可引起白带异常。

[**辅助康复**]仰坐或仰卧，请按照下面组合或者另行组合动作，每天做2遍。

【组合一】

（1）缓绕子宫区

请参照【图18-1】相关方法，做4个8拍。

（2）拔溜膀胱区

请参照【图18-2】前后往返溜动，做4个8拍。

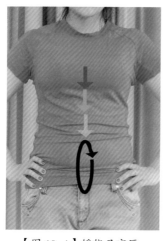

【图18-1】缓绕子宫区

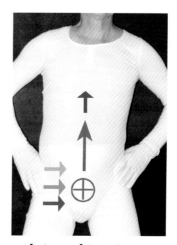

【图18-2】拔溜膀胱区

（3）抻下腹

请参照【图18-3】相关方法，做4个8拍。此为向右抻，向左抻方向相反。

（4）纳努中极

请参照【图18-4】，纳努6个回合。

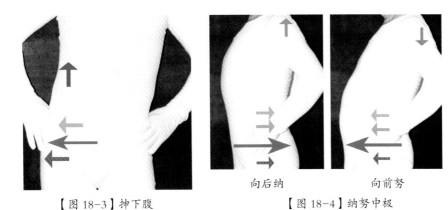

向后纳   向前努

【图18-3】抻下腹   【图18-4】纳努中极

（5）绕右手三指平转子宫穴

请参照"锦囊16　痛经"中的相关方法，绕转左右穴位各60圈。

【组合二】

（1）绕子宫区

请参照【图18-5】，做4个8拍。

（2）拔摆下腹

请参照【图18-6】左右往返摆动，做4个8拍。

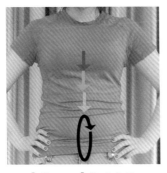
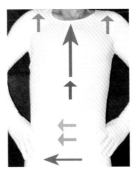

【图18-5】绕子宫区   【图18-6】拔摆下腹

（3）拔落子宫区

请参照【图18-7】相关方法，做2个8拍。

（4）荡会阴

请参照【图18-8】相关方法，做4个8拍。

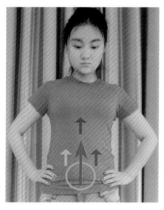
【图18-7】拔落子宫区

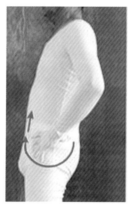
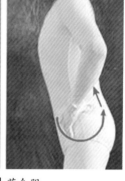
【图18-8】荡会阴

（5）平旋下腹

请参照【图18-9】，做4个8拍。

锦囊19：子宫脱垂

子宫沿阴道方向向下移位，降至正常位置
以下者，即为子宫脱垂。

[**主要症状**]阴道内有脱出物，同时伴有
下腹坠胀、腰背酸痛、排便困难、尿急尿频和
月经过多等症状。严重时脱出物长时间暴露于

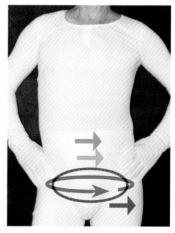
【图18-9】平旋下腹

阴道口外，容易糜烂感染，可出现脓性分泌物，甚至带血，影响走路和工作。
子宫脱垂时，会使膀胱和尿道受到挤压刺激，出现排尿困难、尿频、尿失禁
等症状。

[**潜在病因**]躯体直立，使子宫具有了较大的下垂空间；受到外力作用，特别是用力压榨式排便、分娩、产后过早参加重体力劳动，或者产后长期从事蹲姿工作，会使子宫韧带、骨盆底部肌肉、子宫旁组织和相关筋膜过度伸展，或由于子宫支持组织萎缩，影响了子宫的支托，造成子宫向下移位。

[**康复方法**]屈膝平卧或仰坐，按照下面组合或者另行组合动作，每天做2遍。

（1）拔摆下腹

请参照【图 19-1】左右往返摆动，做 4 个 8 拍。

（2）缓绕子宫区

请参照【图 19-2】，连续做 4 个 8 拍。

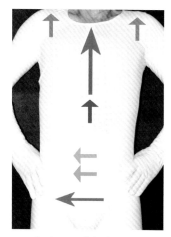 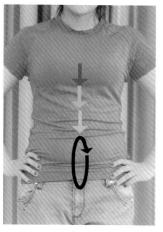

【图 19-1】拔摆下腹　　　【图 19-2】缓绕子宫区

（3）荡会阴

请参照【图 19-3】，做 4 个 8 拍。

（4）捧摆子宫

方法是：双手平伸，将两小鱼际置于左右两子宫穴的下方，指尖重叠在耻骨上方；双手用力向下兜拢，将小腹器官拢捧手中，轻轻缓慢向上捧托，同时以腹肌与心口窝主导，胸廓与腰椎配合，沿两子宫穴（在脐下 4 寸中极

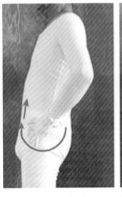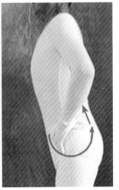

【图 19-3】荡会阴

穴的左右旁开 3 寸，左、右各一穴）之间左右摆动，力度稍轻，速度稍慢，呼吸要自然，边摆动边微微向上捧托，使之配合子宫逐渐复位；如此反复做 20 个往返，放松，做 3 次深呼吸；然后再从头做一次。

（5）拔腹收肛扭髋

屈膝平卧，双手平放于躯体两侧；请参照【图 19-4】持续拔腹收肛，同时扭髋，呼气；做 4 个往返扭髋，然后还原，吸气，稍息片刻，再进行；反复进行 4 次。

（6）抻下腹

请参照右抻下腹【图 19-5】持续抻牵 3 秒钟，同时呼气；再以同样方法向左抻牵 3 秒钟，同时吸气；如此左右交替做 4 个反复。

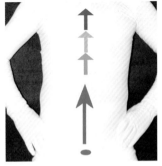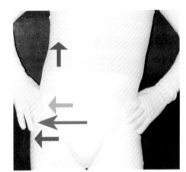

【图 19-4】拔腹收肛　　　　　　【图 19-5】右抻下腹

［**注意**］子宫脱垂康复最重要的前提，就是必须坚持采用自然排便法，否则，只要用力加压排便，还会照样把子宫颈挤出去。

锦囊 20：闭经

女子有了正常月经之后，连续 3 个月以上不来潮者，视为闭经。

［**主要症状**］多伴有腰背酸胀、全身无力、容易疲劳、食欲不振、精神抑郁、烦躁易怒，也可伴有头晕、心跳、失眠、健忘、多梦等症状。

［**潜在病因**］闭经的病因多与生殖器官缺血导致生理功能异常有关，包括子宫性闭经、卵巢性闭经、内分泌功能紊乱引发的闭经，或者由于先天性生殖器官发育不全、营养不良等。

［**康复方法**］请参照下面组合或者另行组合动作，每天做 2 遍。

（1）纳摆骶部

请参照【图 20-1】左右往返摆动，做 4 个 8 拍。

（2）溜神阙

请参照【图 20-2】前后往返溜动，做 4 个 8 拍。

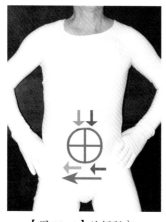

【图 20-1】纳摆骶部

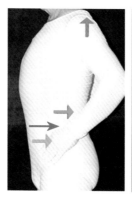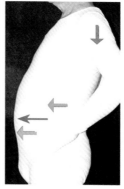

向后溜　　　　　　　　向前溜

【图 20-2】溜神阙

（3）缓绕子宫区

请参照【图 20-3】相关方法，沿子宫区缓绕；一圈呼气，一圈吸气；连

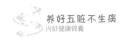

续做4个8拍。

（4）拔落子宫区

请参照【图20-4】相关方法，做2个8拍。

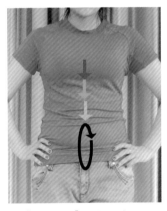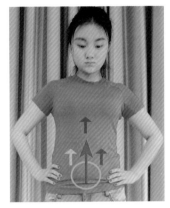

【图20-3】缓绕子宫区　　　【图20-4】拔落子宫区

（5）荡会阴

请参照【图20-5】，连续做4个8拍。

（6）拔腹收肛

请参照【图20-6】，做2个8拍。

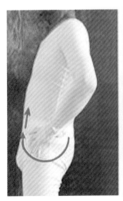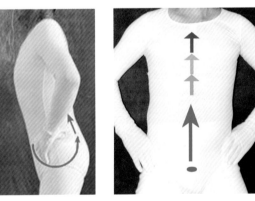

【图20-5】荡会阴　　　【图20-6】拔腹收肛

（7）缓旋盆底

请参照【图 20-7】相关方法，沿盆底顺时针旋动，一圈呼气，一圈吸气，连续做 4 个 8 拍。

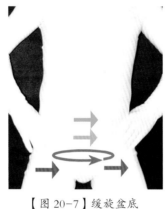

【图 20-7】缓旋盆底

锦囊 21：子宫肌瘤

子宫肌瘤是一种常见的女性生殖器良性肿瘤。

[**主要症状**] 早期无明显症状，可表现为月经量过多、经期延长等症状。

[**潜在病因**] 子宫在持续性压迫之下，局部纳血减少，供血不足，微循环不畅，会引起子宫功能失调，使激素分泌失去平衡，导致不成熟的子宫平滑肌细胞增生而形成子宫肌瘤。

[**康复方法**] 请按照下面组合或者另行组合动作，每天做 2 遍。

【组合一】

（1）纳转骶部

请参照【图 21-1】相关方法，做 4 个 8 拍。

（2）抻下腹

请参照【图 21-2】相关方法，做 4 个 8 拍。此为向右抻，向左抻方向相反。

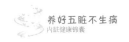

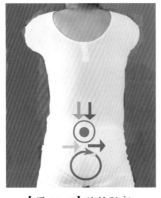

【图21-1】纳转骶部

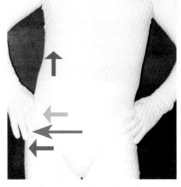

【图21-2】右抻下腹

（3）拔落子宫区

请参照【图21-3】相关方法，做2个8拍。

（4）缓旋盆底

请参照【图21-4】，旋20圈。

（5）绕右手三指平转子宫穴

请参照"锦囊16 痛经"中的相关方法，绕转60圈。

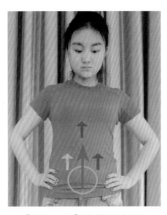

【图21-3】拔落子宫区

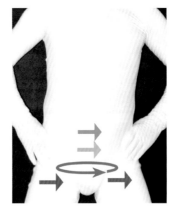

【图21-4】缓旋盆底

【组合二】

（1）缓绕子宫区

请参照【图21-5】，做4个8拍。

（2）拔摆下腹

请参照【图 21-6】左右往返摆动，做 8 个 8 拍。

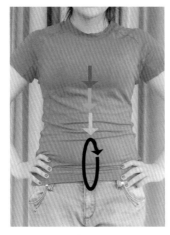
【图 21-5】缓绕子宫区

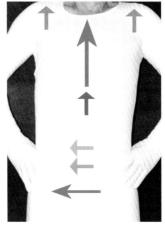
【图 21-6】拔摆下腹

（3）纳努中极

请参照【图 21-7】相关方法，做 2 个 8 拍。

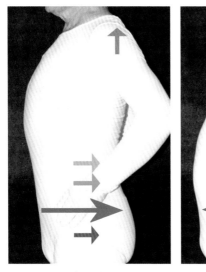
向后纳

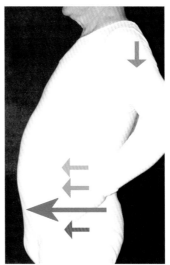
向前努

【图 21-7】纳努中极

（4）荡会阴

请参照【图21-8】，做 4 个 8 拍。

（5）平旋下腹

请参照【图21-9】，做 8 个 8 拍。

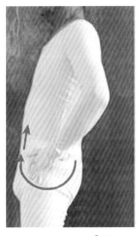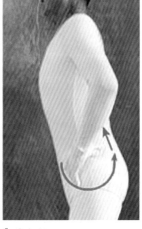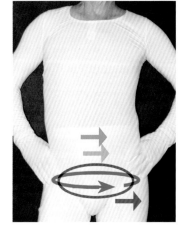

【图 21-8】荡会阴　　　　　　　　　　　　　【图 21-9】平旋下腹

锦囊 22 ：如何缓解肠粘连

肠粘连多为术后或者腹膜炎愈后的肠管与肠管、肠管与腹膜产生非正常的愈合现象，包括术后粘连（如胃切除、肠管切除术后等）以及炎症愈后粘连（如腹膜炎等）。

[**主要症状**] 粘连部位常常呈现呈牵扯样疼痛，影响人们的正常活动与劳动。

[**潜在病因**] 由于缺乏运动，导致愈合时，伤口与密切相邻的组织愈合在一起，形成粘连束带，从而束缚和牵扯肠管，引发疼痛甚至出现肠梗阻症状。

[**康复方法**] 任选一个组合，动作从轻缓开始，逐渐加强，以逐渐缓解粘连束带的束缚与牵扯，恢复肠管正常生理功能。运动时，须尽量避免剧烈疼痛。缓解粘连束带需要一段时间，每天做 2 次，直到症状消除。

【组合一】

（1）拔摆中腹

请参照【图 22-1】相关方法左右往返摆动，做 8 个 8 拍。

（2）溜神阙

请参照【图 22-2】相关方法前后往返溜动，做 4 个 8 拍。

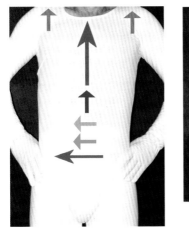

【图 22-1】拔摆中腹

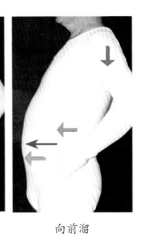

向后溜　　　　　　向前溜

【图 22-2】溜神阙

（3）抻中腹

请参照【图 22-3】相关方法，左右交替，做 4 个 8 拍。此为向右抻，向左抻方向相反。

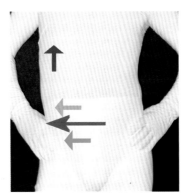

【图 22-3】抻中腹

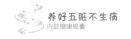

（4）拔落腹腔

请参照【图22-4】相关方法，做2个8拍。

（5）慢转腹腔

请参照【图22-5】相关方法，做4个8拍。

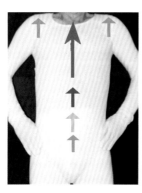

向上拔　　　　　　　　　向下落

【图22-4】拔落腹腔　　　　　　【图22-5】慢转腹腔

【组合二】

（1）拔抻下腹

拔抻下腹是在持续上拔状态下，沿下腹左右交替抻牵的动作。方法是：①端起心口窝，腰椎挺直，双肩协助胸廓，沿下腹向上持续拔提，在持续拔提状态下做下面的动作；②腰椎与腹肌协助心口窝，沿下腹向右持续抻牵5~8秒钟【图22-6】，同时进行一次深呼吸；③沿下腹向左持续抻牵5~8秒钟，同时进行一次深呼吸；左右交替，做4个往返。

（2）顺转腹腔

请参照【图22-7】相关方法，做4个8拍。

（3）中腹左抻右溜

请参照【图22-8】相关方法，做4个8拍。

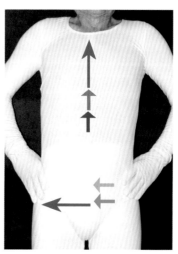

【图22-6】拔抻下腹

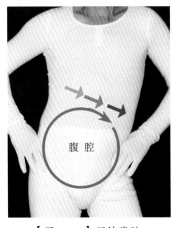

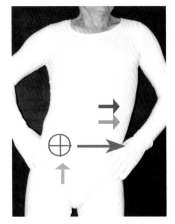

【图 22-7】顺转腹腔　　　　【图 22-8】中腹左抻右溜

（4）拔旋中腹

请参照【图 22-9】相关方法，做 4 个 8 拍。

（5）中腹右抻左串

请参照【图 22-10】相关方法，做 2 个 8 拍。

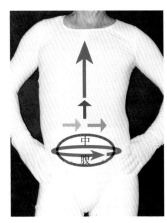

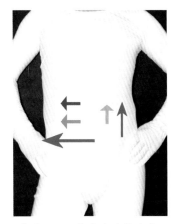

【图 22-9】拔旋中腹　　　　【图 22-10】中腹右抻左串

锦囊 23：如何化解肠梗阻

肠梗阻是指由各种原因引起的肠腔变窄或阻塞，造成肠内容物的通过受阻。

[**主要症状**] 剧烈腹痛，呕吐，无排便与排气，乏力，眩晕，少尿；以临床确诊为据。

[**潜在病因**] 躯体直立，使被吊挂在后腹壁上的肠管下移、堆积、相互叠压、折屈，容易形成肠管扭转与套叠，阻碍食糜下行通道；或神经反射障碍，蠕动乏力，造成肠管阻塞。

[**康复方法**] 肠梗阻多为肠扭转、肠套叠引发，采用抻牵与拔提等方法，促使扭转与套叠缓解。可以任选下列组合，也可以自行组合。

为避免腹痛加剧，动作须从轻缓开始，试探进行，再逐渐加强。尽量避免剧烈疼痛，直到梗阻缓解，有气体、粪便排出。

【组合一】

（1）拔抻下腹

请参照【图 23-1】相关方法，左右交替做 10 往返。

（2）上腹右抻左串

请参照【图 23-2】相关方法，做 10 次。

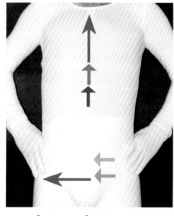 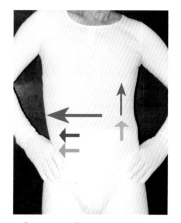

【图 23-1】拔抻下腹　　　　【图 23-2】上腹右抻左串

（3）拔落腹腔

请参照【图 23-3】做 2 个 8 拍。

（4）平旋中腹

请参照【图 23-4】的相关内容，旋 40 圈。

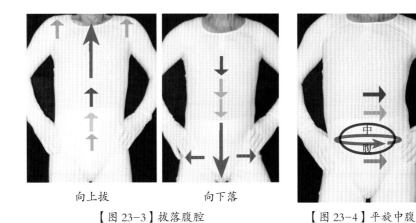

向上拔　　　　　　向下落

【图 23-3】拔落腹腔　　　　　　【图 23-4】平旋中腹

【组合二】

（1）纳努中极

请参照【图 23-5】相关方法，左右交替做 8 个往返。

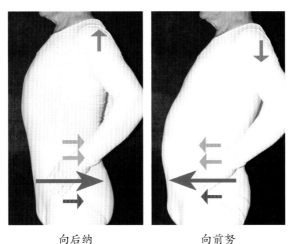

向后纳　　　　　　向前努

【图 23-5】纳努中极

（2）中腹左抻右溜

请参照【图 23-6】各做 4 个 8 拍。

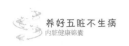
（3）拔旋中腹

请参照【图23-7】相关方法，做8个8拍。

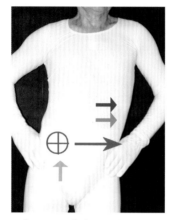
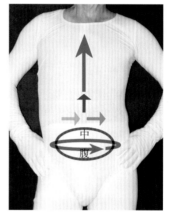

【图23-6】中腹左抻右溜　　　【图23-7】拔旋中腹

（4）慢转腹腔

请参照【图23-8】相关方法，做4个8拍。

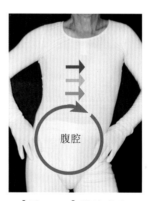

【图23-8】慢转腹腔

锦囊24：怎样排出胆结石

[**主要症状**] 上腹不适、饭后有饱胀感、厌食油腻食物，结石移动时可

有上腹剧烈绞痛，疼痛可放射到肩和背部，可伴有恶心、呕吐、寒战、冷汗、黄疸、低热等症状。

[**潜在病因**] 饭后久坐、蜷坐及持续性弯腰劳作，所形成的较大腹部压力，常常促使胃体下移，影响胆汁排出，加上人们饱食后胃体自然下移，胃体又会向下牵扯十二指肠，使"C"字形的十二指肠变成"＜"样褶屈【图24-1】，导致胆汁排出受阻，使胆囊中的胆汁过量淤积、水分被大量吸收、胆汁过度浓缩，致使胆固醇、卵磷脂、胆盐比例发生改变，胆固醇浓度升高、析出晶体、并逐步凝聚增大，形成胆结石。

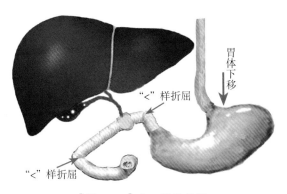

【图 24-1】十二指肠折屈

[**排石原理**] 胆囊位于肝脏下面的胆囊窝内，开口向左、微微偏上方向，与肝总管汇合成胆总管后，转向左偏下方向，经肝胰壶腹括约肌（开口在十二指肠大乳头处）进入十二指肠。

胆结石的排出要顺着胆汁排出走向，沿肝区下方从右向左赶排。为此，体位以左侧卧姿（左侧向下）为好，可以增加排石效果。动作时需挺起胸口，以疏通十二指肠，利于胆结石随胆汁排出。

胆总管开口处较细，只有 5~7mm，一般直径 2~3mm 的胆结石，可以采用相关动作直接排出；直径为 4mm 以上的胆结石，则较难顺畅排除。操作之前须经临床检查确认结石最大直径，再行操作。

胆结石的排出方法，是通过促进胆汁排出，使细小的胆结石（特别是泥沙状，其中最大不过 3mm）随胆汁一同排出；加上用手推送来协助排石，形成前面牵着、中间赶着、后面推着，促进胆结石移动，将胆结石排除。

[**排石方法**] 按照以下方法，一日 2 次，每餐饭后 1 小时、晚睡前，均可做 1 次。

（1）准备动作

左侧卧，可蜷腿，端起心口窝，旋肝区，请参照【图 24-2】，旋 30 圈，后 10 圈速度可渐快，促使结石游离。

（2）排石动作

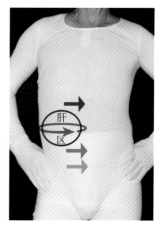

【图 24-2】旋肝区

①将右手四指并拢，着力于胆区右侧（靠近右肋的肋骨下缘内），可将左手敷其后面助力；②先向内、向上，将胆囊底部托起，再开始"上腹左抻右串【图 24-3】"动作；③右手随动作向左渐渐推送，每串动一个往返前进 1cm 左右，到心口窝下方返回，反复推送 3 次；④然后换成"上腹左抻右溜【图 24-4】"动作，方法相同，反复推送 3 次。泥沙样胆石，通过胆总管开口处外排时，一般没有感觉。较大的结石排出时，会有明显的隆胀感。更大的胆结石，甚至出现不同程度的疼痛感，需要谨慎操作。如果疼痛明显严重、难以坚持者，可采用反方向动作将胆结石退回，或者提请医生使用扩张胆管药物等帮助。

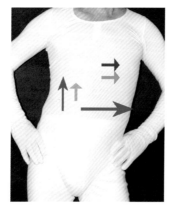

【图 24-3】上腹左抻右串

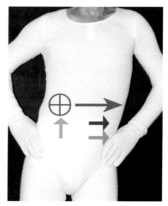

【图 24-4】上腹左抻右溜

（3）整理动作

平卧，做"胃肠滑梯转"【图 24–5】6 次，以疏通胃肠，理顺消化通道。

［**注意**］直径超过 4mm 的胆结石，需要在专业医生指导下进行。

锦囊 25 ："拔摆脏腑" 预防感冒

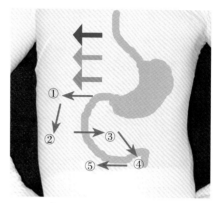

【图 24–5】胃肠滑梯转

预防感冒，除了加强个人防护，更重要的是提升自身免疫力。人体的免疫成分，基本上都在血液之中（各种白细胞、免疫蛋白、抗体等）。由于罈装式内脏影响循环，使自身免疫力下降，让致病物质容易得逞。如果人们让脏器拥有充足的免疫成分，可望在病原体侵入机体的第一时间内，将来犯的致病微生物清除，建议采用"拔摆脏腑"运动，每天多做几遍。

［**动作要领**］动作分为向上拔摆与向下落腹。上拔要到顶，摆动要从容到位；向下落腹要落到底，并持续到 2 次深呼吸完成。动作要反复进行 4 回，第 4 回只有向上拔摆，没有向下落腹。

［**动作方法**］端起心口窝，深吸气；将两肋展开，心口窝尽量向上拔提，胸廓及双肩同时上举【图 25–1】，将膈拔提到最高处，并持续上拔着，以促使大量新鲜血液进入内脏，同时呼气；拔提 3 秒钟之后，在双肩与胸廓尽量持续保持上擎的拔提状态下，进行左右摆动。摆动方法是：①向右摆时，腰椎与右肋配合心口窝同步向右移到右侧尽头处，再使腹肌同步向右顶到底【图 25–2】，同时呼气。②向左摆时，腰椎与左肋配合心口窝同步向左移到左侧尽头处，再使腹肌同步向左顶到底【图 25–3】，同时吸气；摆动 8 个往返后，开始持续向下落腹。下落时胸廓向下移、双肩向下压、腰椎向下抵、腹肌向下坠，使腹腔感受到较大压力【图 25–4】并在持续下落中深呼吸 2 次，让陈旧血液经静脉血管离开内脏，还原。然后按照同样方法再做 1 回，4 回为一遍，最后 1 回只向上拔、摆，不下落（如果忘记了，已经向下落腹，就再做一次

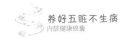

向上拔、摆）。

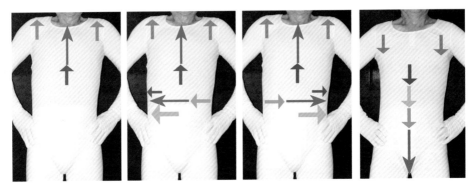

【图 25-1】上拔到顶　　【图 25-2】向右摆　　【图 25-3】向左摆　　【图 25-4】向下落腹

[提示]"拔摆脏腑"动作，具有"脏腑大换血"效果，有益于提升内脏免疫力，也可用于防范其他疫情以及日常健身、辅助康复相关内脏疾病。

锦囊 26 ： 呕吐

[潜在病因]呕吐，是指胃内容物上逆，从口腔吐出的过程，常常是由于食物刺激或下行受阻，以及某些疾病引起。

[康复方法]挺胸坐直，采用胃肠滑梯转、绕右手三指逆时针微转上脘穴与平旋上腹三个动作，矫正胃肠逆蠕动状态，可望缓解呕吐症状。

（1）上腹右抻左溜

请参照【图 26-1】做 4 个 8 拍。

（2）胃肠滑梯转

请参照【图 26-2】，动作要缓慢而有力，反复进行 6~8 次，直到呕吐症状缓解。

（3）绕右手三指逆时针微转上脘穴

请参照"锦囊 3　胃痛"中的相关内容与方

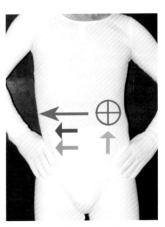

【图 26-1】上腹右抻左溜

法，绕转 60 圈。

（4）平旋上腹

请参照【图 26-3】做 8 个 8 拍。

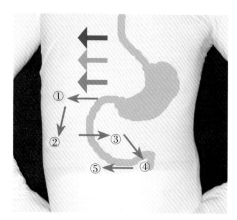

【图 26-2】胃肠滑梯转

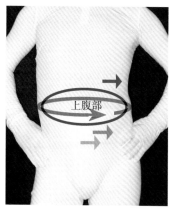

【图 26-3】平旋上腹

锦囊 27：胃酸

[**主要症状**] 胃部酸楚不适、有灼烧感或酸辣感，吐酸水。

[**潜在病因**] 胃酸又称"胃酸过多"，是因为人们饱食后胃体自然下移，胃体又会向下牵扯十二指肠，使"C"字形的十二指肠变成"＜"样褶屈【图 27-1】状态，导致食物下行受阻，胃内压增高。尤其是当人们饭后即行弯腰劳动、蜷坐、伏案工作、蜷卧或者久坐时，持续挤压胃部，内挤外压扰乱了正常消化功能，加重胃体膨隆感，会促使胃壁受到膨隆刺激，而产生过量的胃泌素。胃泌素是促进胃酸分泌的物质，会导致

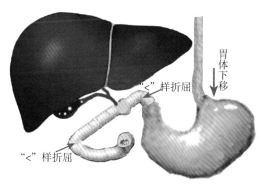

【图 27-1】十二指肠折屈

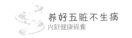
胃液分泌过剩，聚集胃内，越积越多，从而导致胃酸过多。

[**康复方法**]挺胸坐直，端起胸口膈，请参照下面组合或者另行组合动作，每天做 2~3 遍。

（1）上腹右抻左串

请参照【图 27-2】做 4 个 8 拍。

（2）上腹右抻左溜

请参照【图 27-3】做 4 个 8 拍。

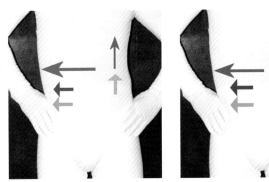

【图 27-2】上腹右抻左串　　　【图 27-3】上腹右抻左溜

（3）胃肠滑梯转

请参照【图 27-4】，做 6~8 次，促进胃排空，消除胃酸。

（4）平旋上腹

请参照【图 27-5】做 8 个 8 拍。

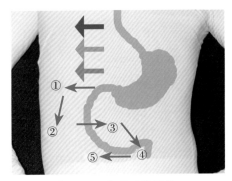
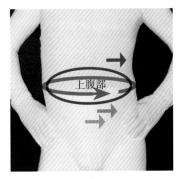

【图 27-4】胃肠滑梯转　　　　【图 27-5】平旋上腹

锦囊 28 ： 胃胀

[**主要症状**] 胃部膨隆不适、胀满感。

[**潜在病因**] 人们的胃肠道内，常存有 100~150 毫升的气体，分布在胃与结肠之中。当胃内存在着过量气体时，就会引起胃胀感。

[**康复方法**] 挺胸坐直，端起心口窝，请参照下面组合或者另行组合动作，每当胃胀时做一遍。

（1）拔抻上腹

拔抻目的是将胃中气体排出。请参照【图 28-1】，在持续向上拔提时，先向左抻 3 秒钟，同时吸气，再向右抻 3 秒钟，同时呼气，左右交替 4~8 个往返；边拔抻边将漾入食管与咽部的气体排出，直到排净为止。

（2）胃肠滑梯转

请参照【图 28-2】，促进胃排空，消除胃胀根源。

（3）拔旋上腹

请参照【图 28-3】相关方法，做 4 个 8 拍。

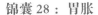

【图 28-1】拔抻上腹

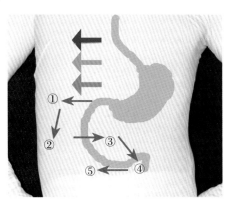

【图 28-2】胃肠滑梯转

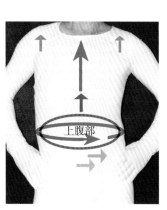

【图 28-3】拔旋上腹

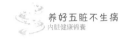
锦囊 29：胃食管反流病

[**主要症状**] 心口灼热感（烧心感觉），并可逐渐向咽部延伸；吐酸水，甚至呕吐，酸性食物反流进入食管，并可能引起食管末端的炎症反应。

[**潜在病因**] 胃食管反流病，是由于下食管括约肌损伤引发。常常与十二指肠"<"样褶屈，使胃排空减缓，胃泌素分泌过剩，促使胃酸分泌过多，且得不到有效治疗有关，胃部在较高浓度胃酸长期腐蚀之下，导致下食管括约肌损伤、关闭不严，出现间隙，致使胃容物反流，进入食管引起。

[**康复方法**] 挺胸坐直，端起胸口膈，请参照下面组合或者另行组合动作，每天做 2 遍，或者每当反流时做 1 遍。

（1）胃肠滑梯转

请参照【图 29-1】，做 6~8 次，症状严重者可反复进行，促使症状好转。

（2）拔摆胸腔

请参照【图 29-2】左右往返摆动，做 4 个 8 拍。

（3）绕右手三指逆时针微转上脘穴

请参照"锦囊 3　胃痛"中的相关内容与方法，绕转 60 圈。

（4）平旋胸腔

请参照【图 29-3】做 4 个 8 拍。

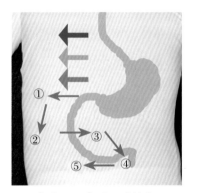

【图 29-1】胃肠滑梯转

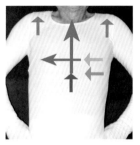

【图 29-2】拔摆胸腔

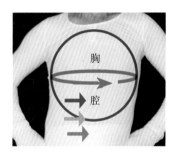

【图 29-3】平旋胸腔

锦囊 30：十二指肠壅滞症

十二指肠壅滞症，是指因任何原因阻碍食糜通过、类似于十二指肠梗阻的一种综合征。

[**主要症状**] 餐后喷射状呕吐，上腹部闷胀、嗳气、疼痛、恶心，呕吐物中可含有胆汁或宿食。

[**潜在病因**] 躯体直立、饱腹后胃体不同程度下移，以及用力压榨排便时，持续压迫胃体使之位置下移，向下牵扯十二指肠，常常会使十二指肠的第 2、3 段或十二指肠与空肠交界处，呈现持续性 "＜" 样褶屈，经常受到折叠部位，引起充血、肿胀甚至变形；食糜下行受阻，临床表现类似于梗阻症状。

[**康复方法**]

（1）采用自然排便法排便。

（2）收腹挺胸拔体，舒展十二指肠，请按照下面组合，或者另行组合动作，每天做 2 遍。

①上腹右抻左串

请参照【图 30-1】，做 4 个 8 拍。

②胃肠滑梯转

请参照【图 30-2】，做 6~8 次。

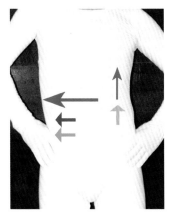

【图 30-1】上腹右抻左串

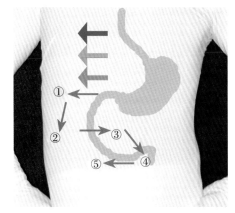

【图 30-2】胃肠滑梯转

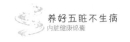
③拔旋上腹

请参照【图30-3】，做4个8拍。

④绕肝区

请参照【图30-4】，做4个8拍。

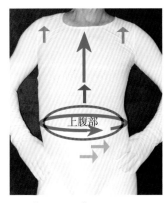

【图30-3】拔旋上腹

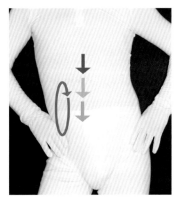

【图30-4】绕肝区

锦囊31：如何消除腹胀

[**主要症状**]腹部胀满不适，有鼓胀感、闷重感。

[**潜在病因**]多为饮食过度，消化功能障碍，肠管蠕动缓慢，肠内容物异常发酵而产生大量气体，引发腹胀症状。

[**康复方法**]采用下腹部抻、拔动作，引导气体向下移动，经肛门排出，以消除腹胀，请参照下面组合或者另行组合动作，每当腹胀时做1遍。

【组合一】

（1）抻中腹

请参照【图31-1】左右交替抻牵，促进气体排出，做2个8拍，或者将气体基本排完为止。

（2）上腹左抻右溜

请参照【图31-2】，做2个8拍。

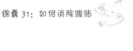

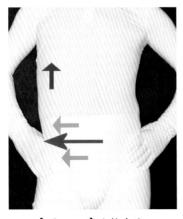

【图 31-1】右抻中腹

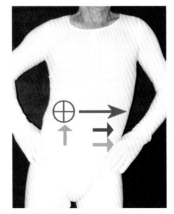

【图 31-2】上腹左抻右溜

（3）下腹右抻左串

请参照【图 31-3】，做 4 个 8 拍。

（4）拔抻上腹

请参照【图 31-4】，左右交替，做 4 个往返，将气体排出。

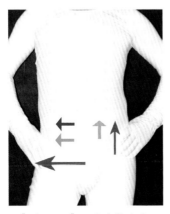

【图 31-3】下腹右抻左串

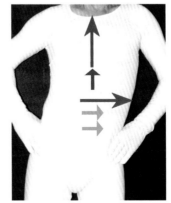

【图 31-4】拔抻上腹

【组合二】

（1）拔旋中腹

请参照【图 31-5】，做 4 个 8 拍。

（2）拔抻下腹

请参照【图31-6】，左右交替，做2个8拍。

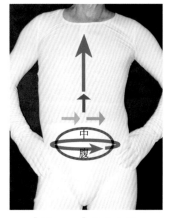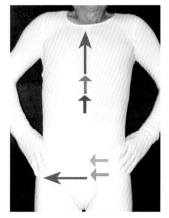

【图31-5】拔旋中腹　　　　　【图31-6】拔抻下腹

（3）中腹右抻左串

请参照【图31-7】，做4个8拍。

（4）拔腹收肛

请参照【图31-8】，拔收6次，将气体排出。

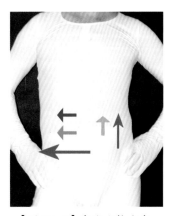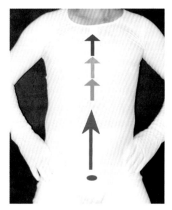

【图31-7】中腹右抻左串　　　　　【图31-8】拔腹收肛

锦囊 32：怎样应对嗳气

[**主要症状**] 胃内气体逆流进入食管口咽，形成间歇性嗳气，常伴饱胀、反胃、嘈杂感。

[**潜在病因**] 嗳气是多种消化道疾病常见的共同症状之一，功能性消化不良、急性或慢性胃炎、胃食管反流病等疾病，都可能出现嗳气症状。也可能由于胃体下移，使十二指肠呈"＜"样褶屈，胃容物迟滞而异常发酵；幽门螺杆菌产生大量的尿素酶，它能分解胃内的尿素，每天可产生近 300 毫升的二氧化碳，使人们出现饱胀和嗳气等症状。

[**应对方法**]以抻、拔动作为主，有利于气体的移动与排出。端坐或仰坐，挺胸撑腰，端起心口膈，做如下动作，将胃内气体排出，化解嗳气症状。

（1）拔旋上腹

请参照【图 32-1】，做 8 个 8 拍。

（2）拔抻上腹

请参照【图 32-2】，左右交替，将胃内气体排出。

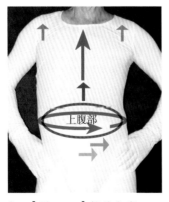 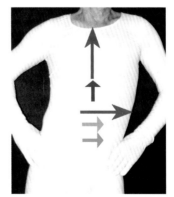

【图 32-1】拔旋上腹　　　　　　【图 32-2】拔抻上腹

（3）胃肠滑梯转

请参照【图 32-3】，做 6~8 次。

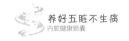
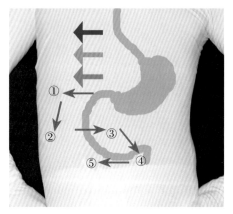

【图 32-3】胃肠滑梯转

（4）绕右手三指逆时针微转上脘穴

请参照"锦囊 3　胃痛"中的相关内容与方法，绕转 30 圈。

锦囊 33：积食（伤食、续食）

[**主要症状**] 积食俗称"伤食""续食"，主要表现为明显的胃内不适感，上逆、打嗝，气体之中带有强烈的酸辣腐败气味。

[**潜在病因**] 积食主要是由于消化功能异常，胃容物排空受阻，部分残存胃内的滞留食物异常发酵，从而引发积食症状。

[**排除方法**] 挺胸坐直，端起胸口膈，请做如下动作：

（1）上腹右抻左串

请参照【图 33-1】相关方法，做 4 个 8 拍。

（2）胃肠滑梯转

请参照【图 33-2】反复进行 6~8 次，以促进胃排空，消除胃部症状。

（3）上腹右抻左溜

请参照【图 33-3】，做 4 个 8 拍。

（4）平旋上腹

请参照【图 32-4】做 8 个 8 拍。

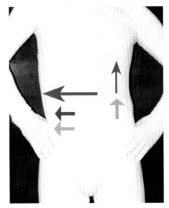

【图 33-1】上腹右抻左串

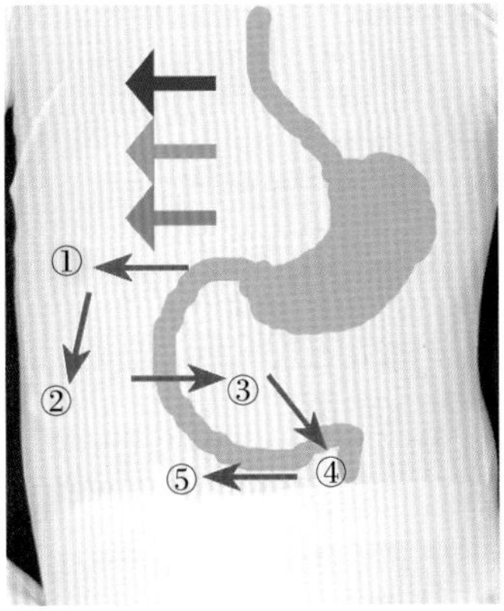

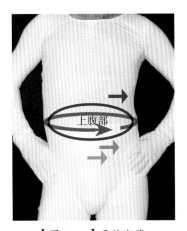

【图 33-2】胃肠滑梯转

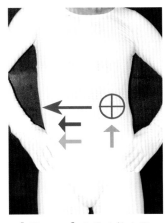

【图 33-3】上腹右抻左溜

【图 33-4】平旋上腹

锦囊 34：噎食

[**主要症状**] 人们进食时，由于吞咽动作的不协调，而产生噎食，会感到整个食管闷胀不适，甚至贲门痉挛性胀痛感，持续数秒钟才能消失。

[**排解方法**] 请参照下面组合或者另行组合动作。

挺胸坐直，端起心口窝，做如下动作：

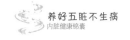
（1）拔抻上腹

请参照【图34-1】相关方法，左右交替做4个8拍。

（2）拔摆上腹

请参照【图34-2】，左右交替做4个8拍。

（3）拔旋胸腔

请参照【图34-3】，做4个8拍。

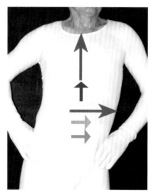
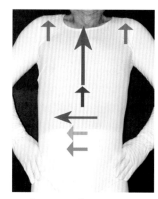
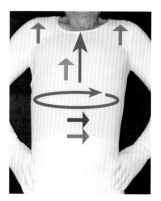

【图34-1】拔抻上腹　　　　【图34-2】拔摆上腹　　　　【图34-3】拔旋胸腔

锦囊35：预防高血压病

"预防高血压"有两个含义，一是正常人预防高血压病；二是高血压病人防止血压进一步升高。

[潜在病因] 高血压的发病，与用力压榨式排便密切相关。每当人们用力加压时，血压都会大幅度升高，形成"超狭窄脉压型高血压"，并影响血压调节中枢的正常生理功能。便后血压恢复原状时，不一定每次都能"归零"，可能导致血压逐渐攀升，成为引发高血压发病与病情加重的潜在病因。

[预防方法] 掌握应用"自然排便法"，放弃"用力加压排便"，既有益于预防高血压的发病与发展，也可有效防止卫生间意外的发生。

[保健方法] 请将下面2个动作，每天做2遍。

（1）拔摆脏腑

请参照【图 35-1】，拔提到最高处要持续 3 秒钟，然后再缓缓摆动；向右缓慢摆动时深呼气，向左慢慢摆动时深吸气；摆动 8 个往返之后，下落时动作也要缓慢，同时呼气要呼尽；反复做 4 遍。动作要缓慢，呼吸要自然，不可屏气。

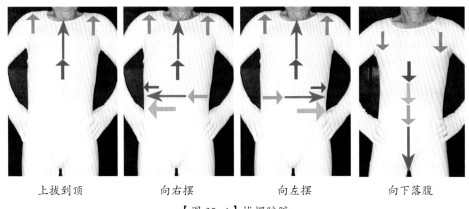

| 上拔到顶 | 向右摆 | 向左摆 | 向下落腹 |

【图 35-1】拔摆脏腑

（2）左右抻肩

挺胸坐直，双手撑膝，①由右肩带动右侧肩胛轻轻地向右抻牵，同时深吸气，然后还原，呼气，抻要轻缓，而且到位，动作要轻松自如，气要吸足。②由左肩带动左侧肩胛轻轻地向左抻牵，同时深吸气，然后还原，呼气，同样，抻要轻缓，气要吸足。左右交替做 8 次。

锦囊 36 ：内脏器官如何减脂

[**主要症状**]腹部膨隆，体重增加，容易疲劳、嗜睡、体虚乏力、怕热多汗、不愿活动、时而气喘心悸。

[**潜在原因**]摄入热量过剩又不喜欢运动，剩余能量转化为脂肪，沉积在内脏器官周围，形成腹腔内脏型肥胖。

[**减脂原理**]内脏运动减脂的最佳时间是在餐前，特别是当人们明显感到

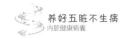

饥饿时，机体会动员体内的贮存来补充能量，此时进行内脏运动，容易激发脂肪酶的活性，促进内脏器官脂肪分解，达到消减脏器脂肪的作用。

[**减脂方法**] 采用内脏运动减脂，应选择在晨、午、晚餐前饥饿时，端起胸口窝，任选一个组合或者自己另行组合。

【组合一】

（1）溜神阙

请参照【图36-1】前后往返溜动，做8个8拍。

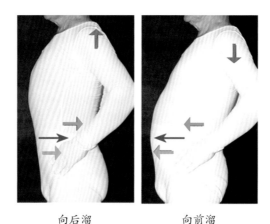

向后溜　　　　　　　向前溜

【图36-1】溜神阙

（2）拔摆上腹

请参照【图36-2】左右往返摆动，做8个8拍。

（3）顺转腹腔

请参照【图36-3】，做8个8拍。

（4）拔旋肝区

请参照【图36-4】，做8个8拍。

（5）上下串腹

请参照【图36-5】上下往返串动，做8个8拍。

（6）顺绕车轮

请参照【图36-6】，做4个8拍。

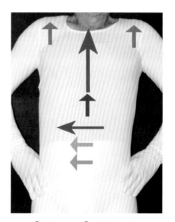

【图36-2】拔摆上腹

111

084

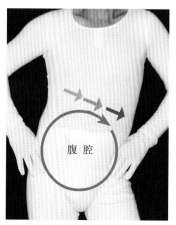

【图 36-3】顺转腹腔

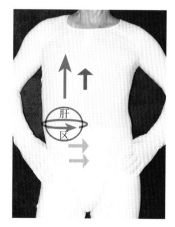

【图 36-4】拔旋肝区

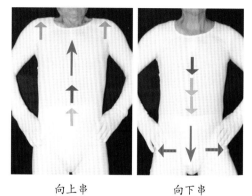

向上串　　　　　向下串

【图 36-5】上下串腹

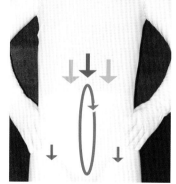

【图 36-6】顺绕车轮

【组合二】

（1）拔旋中腹

请参照【图 36-7】相关方法，做 8 个 8 拍。

（2）抻中腹

请参照【图 36-8】，左右交替，做 4 个 8 拍。

（3）拔溜肝区

请参照【图 36-9】前后往返溜动，做 4 个 8 拍。

（4）慢转腹腔

请参照【图 36-10】相关方法，做 4 个 8 拍。

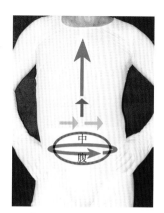

【图 36-7】拔旋中腹

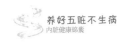

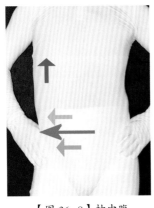

【图36-8】神中腹

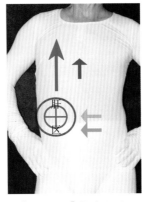

【图36-9】拔溜肝区

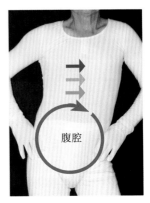

【图36-10】慢转腹腔

（5）拔落腹腔

请参照【图36-11】，做2个8拍。

（6）拔旋上腹

请参照【图36-12】，做8个8拍。

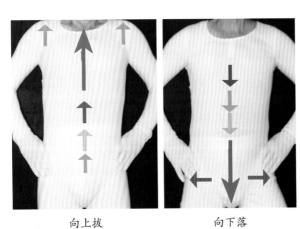

向上拔　　　　　　　向下落

【图36-11】拔落腹腔

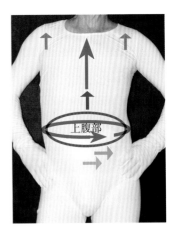

【图36-12】拔旋上腹

锦囊37：防范"阿尔茨海默症"（老年痴呆）

"阿尔茨海默症"是由于脑细胞大量死亡引发，目前尚无有效治疗方法，防范"阿尔茨海默症"尤为重要。即便是已经患有轻度"阿尔茨海默症"者，也需采用相关方法延迟病情进展。

[**主要症状**]思维与判断能力缺失，反应迟钝，语言杂乱无章，外出找不到家门，叫不出家人的名字，无自我约束能力，呈现痴呆状态。

[**潜在病因**]与久坐、用力压榨排便导致的脑缺氧有关。久坐时心率减缓，血压下降，大脑供血不足、缺氧，会导致大脑细胞减员。用力加压排便时阻断肺循环，血压的骤然升高促使脑压随之升高，舒张压与收缩压压差的缩小，会使脑供血严重受阻。尤其是便秘病人，压榨排便用力很大，大脑几乎停止供血。大脑重量虽然只有人体重量的 2%，耗氧量却占人体的 20%，长时间供氧不足，就会导致脑细胞死亡。由于大脑细胞不能再生，减少到一定数量就会引发大脑功能减退，逐渐导致老年痴呆。据日本学者统计，有 40% 的老年痴呆病人曾经罹患习惯性便秘。

[**防范方法**]

（1）采用"自然排便法"排便是防范"阿尔茨海默症"的关键。

（2）促进心脏健康，改善大脑供血，全身放松，端起心口窝，做如下动作：

①拔摆心区

请参照【图 37-1】左右往返摆动，向左摆动时深吸气，向右摆呼气，做 4 个 8 拍。

②串心区

请参照【图 37-2】上下往返串动，向上串动时深吸气，向下串呼气，做 4 个 8 拍。

③拔旋心区

请参照【图 37-3】，做 4 个 8 拍。

最后做深呼吸 4 次。以上动作每天做 2 次。

④左右抻肩

请参照"锦囊 35"预防高血压项下。

（3）经常呼吸新鲜空气，多做深呼吸或适时吸氧。

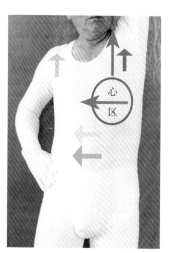

【图 37-1】拔摆心区

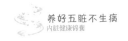
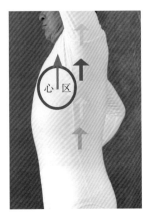
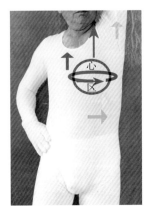

【图 37-2】串心区　　　　【图 37-3】拔旋心区

锦囊 38：防范"小脑萎缩"

"小脑萎缩"，是由于小脑细胞大量死亡引发。防范"小脑萎缩"与"阿尔茨海默症"方法基本相同。已经患有轻度"小脑萎缩"者，采用以下方法，争取延迟病情进展。

[**防范方法**]

（1）采用"自然排便法"排便，是防范"小脑萎缩"的关键。

（2）促进心脏健康，改善大脑供血，全身放松，端起心口窝，如下动作每天做 2 次。

①拔摆心区

请参照【图 38-1】左右往返摆动，向左摆动时深吸气，向右摆呼气，做 4 个 8 拍。

②拔溜心区

请参照【图 38-2】前后往返溜动，向左溜动时深吸气，向右溜呼气，做 4 个 8 拍。

③拔旋心区

请参照【图 38-3】，做 4 个 8 拍。

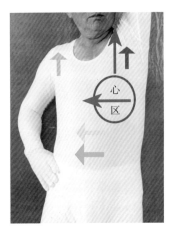

【图 38-1】拔摆心区

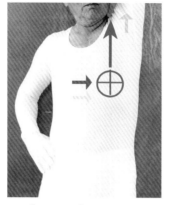

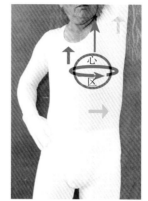

【图 38-2】拔溜心区   【图 38-3】拔旋心区

④身体放松，深呼吸 4 次。

（3）适当户外活动，经常呼吸新鲜空气，多做深呼吸或适时吸氧。

锦囊 39：行动不便的人们如何保健内脏

［**主要意义**］由于肢体残疾、行动不便以及卧床病人，常被限制在诸多运动之外，但大家都有同样健康的膈肌，就可以毫无逊色地进行各种各样的内脏运动，获得应有的内脏健康与长寿。

［**保健要领**］

（1）运动体位需要根据自己的实际情况进行选择，如果坐在轮椅上，可以用双肘撑在扶手上，将胸廓向上撑起；如果平卧在床上，可以双手掐腰，双肘撑床固定上体，就可以随心所欲地运动内脏。

（2）取缔用力压榨排便，掌握自然排便法与排秘法，既可以有效防止各种内脏疾病的发生，也可以为内脏疾病的康复创造有利条件。①采用寻便法，建立每天按时排便的好习惯；②采用催便法，尽量缩短排便时间；③出现便秘或者塞便现象时，要采用张氏排秘法，远离泻药与灌肠。

（3）内脏运动操简单方便，既可以坐着、站着、蹲着做，也可以躺着或者趴着做，适合于日常保健。工作繁忙或者感到疲劳者，每晚睡前坚持进行 3

分钟内脏保健。

（4）患有内脏疾病者，可根据内脏运动有关康复内脏疾病的方法技巧，同样实施康复治疗。

锦囊 40：阳痿

[**主要症状**] 阴茎痿软或勃起不坚，性功能减弱，可伴有头晕目眩、腰膝酸软、睡眠不安。

[**潜在病因**] 除了已知病因外，阳痿的主要原因与睾丸供血不足有关。久坐时，来自四面八方的挤压，使睾丸持续性缺血，逐渐形成组织细胞损伤，引发阳痿。

[**康复方法**] 仰坐或仰卧，双腿与髋部左右分开，会阴部上翘，参照下面组合或者另行组合动作，每天做 2 遍。

【组合一】

（1）摆动睾丸

方法是：右手五指分开拢成碗状，将双睾轻轻罩住（要宽松，五指与阴囊之间要有一定空间），然后扭动腕部使阴囊摆动起来；带动睾丸前后摆动，连续摆动 50 下；带动睾丸左右摆动，连续摆动 50 下。注意：要将阴囊与睾丸一同摆动起来，速度由慢到快，力度适中，不要让睾丸感到不舒服。做完后会感到睾丸有膨隆感，用手触摸，会感到睾丸坚实，发凉。

（2）荡会阴

请参照【图 40-1】，做 4个 8 拍。

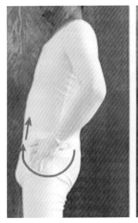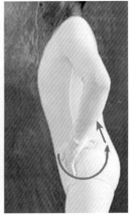

【图 40-1】荡会阴

【组合二】

（1）旋动睾丸

方法是：右手五指分开拢成碗状，将双睾轻轻罩住，扭动腕部顺时针转动，带动阴囊与睾丸旋转 100 圈。注意：要将阴囊与睾丸明显转动起来，速度由慢到快，力度适中，不要让睾丸感到不舒服。做完后会感到睾丸稍有膨隆感，用手触摸，会感到睾丸坚实，发凉。

（2）缓旋盆底

请参照【图 40-2】，做 4 个 8 拍。

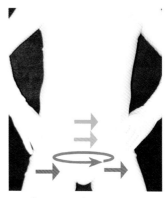
【图 40-2】缓旋盆底

锦囊 41：前列腺增生

前列腺增生又称前列腺肥大，是老年男性常见病。据统计，60 岁以上的男性，有 40% 左右患有此病。

［主要症状］最初感到尿频和夜尿增多，逐渐出现进行性排尿困难，由排尿迟缓、断续、尿后滴沥，变得排尿更加费力，尿线更加细弱，终成了滴沥状；局部有闷胀不适感。

［潜在病因］与久坐、用力压榨排便与不良生活习惯导致的供血不足有关，当人们久坐与用力压榨排便时，前列腺被压缩，使前列腺经常处于供血不足状态，导致细胞大量休眠，并逐渐死亡，从而导致前列腺肿胀、增生，且日渐严重。此外，经常憋尿、跷二郎腿、过度烟酒、受凉等，都可能成为前列腺增生性病变的诱因。

［保健方法］

（1）排尿抻牵

方法是：以髋部与腹肌配合，在排尿时，沿尿道向左抻与上提膀胱，两种方法交替；或者向右抻与上提膀胱交替，以扩展尿道，改善排尿迟缓、断续、尿后滴沥症状。经常保持尿道畅通，可以防止尿潴留的发生。

（2）请参照下面组合或者另行组合动作，每天做 2 遍。

【组合一】

①溜下腹

请参照【图 41-1】前后往返溜动，做 4 个 8 拍。

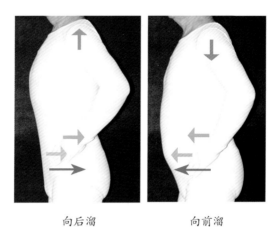

向后溜　　　　　　　向前溜

【图 41-1】溜下腹

②绕右手三指微转中极穴

方法是：用右手三指顺时针揉转中极穴（位于脐下 4 寸），同时引导聚拢点绕三指同步微转 4 个 8 拍。

③荡会阴

请参照【图 41-2】，做 4 个 8 拍。

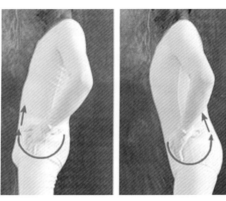

【图 41-2】荡会阴

【组合二】

①绕前列腺区

请参照【图 41-3】，做 4 个 8 拍。

②抻下腹

请参照【图 41-4】右抻下腹，持续抻牵 3 秒钟，同时呼气；再以同样方法向左抻牵 3 秒钟，同时吸气；如此左右交替做 8 个反复。

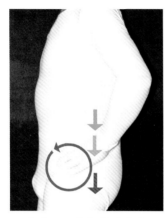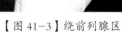

【图 41-3】绕前列腺区

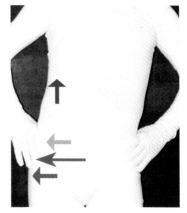

【图 41-4】右抻下腹

③绕右手三指微转关元穴

用右手三指顺时针点揉旋转关元穴（位于脐下 3 寸），同时绕三指同步微转 4 个 8 拍。

[提示] 尽量避免长时间骑自行车、骑马，不要跷二郎腿，戒烟，尽量少饮酒，少吃辛辣食物，防止过度劳累，避免受凉。

锦囊 42：肠痉挛

[主要症状] 阵发痉挛性腹痛，持续数分钟或者数十分钟后，可自行缓解。

[潜在病因] 常与肠管供血不足有关，或者寒冷刺激、饮食以及其他自身因素所致。

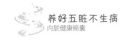

[**康复方法**] 采用以下 3 个动作，如能迅速缓解，说明是肠痉挛，如不起作用，可能并非肠痉挛所致，请马上看医生。

（1）左右抻串

方法是：①沿中腹向右持续抻牵，要抻到底；同时沿脐上下缓缓串动腹腔 4 个往返。②沿中腹向左持续抻牵，要抻到底；同时沿脐上下缓缓串动腹腔 4 个往返；左右各抻串两次。

（2）慢转腹腔

请参照【图 42-1】，做 4 个 8 拍。

（3）拔落腹腔

请参照【图 42-2】，做 2 个 8 拍。

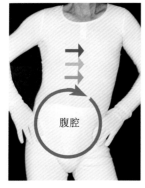

【图 42-1】慢转腹腔

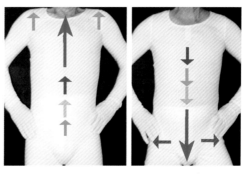

向上拔　　　　　向下落

【图 42-2】拔落腹腔

[**提示**] 腹痛原因很多，也常为其他疾病的症状之一，如经过相关动作不能缓解者，须尽快看医生，切不可贻误治疗。

锦囊 43：肠缺血

肠缺血是由于动脉灌注受阻，静脉回流阻塞，或灌注不足，微循环不畅通引起。慢性肠缺血会影响肠管功能，急性肠缺血可能引发肠坏死，危及生命。

[**主要症状**] 小肠缺血常见腹部不适，常常会引起餐后腹痛，特别容易发生于老年人。结肠长时期持续性肠缺血，可能引发缺血性结肠炎，表现为突发性腹痛和鲜血样便，常伴有肠系膜上动脉（SMA）或肠系膜下动脉（IMA）分支阻塞。

[**潜在病因**] 在罐装内脏所形成腹腔压抑环境、肠管之间相互抵制等自然因素及久坐与用力排便等自身因素影响下，导致肠管循环障碍或阻塞，致使肠管持续性缺血。

[**康复方法**] 蜷腿仰卧，参照下面组合或者另行组合动作，每天做 2 遍。

（1）慢转腹腔

请参照【图 43-1】，做 4 个 8 拍。

（2）拔摆中腹

请参照【图 43-2】左右往返摆动，做 8 个 8 拍。

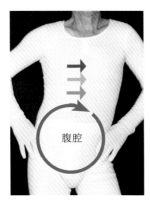 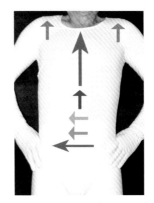

【图 43-1】慢转腹腔　　　【图 43-2】拔摆中腹

（3）拔落腹腔

请参照【图 43-3】，做 2 个 8 拍。

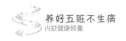

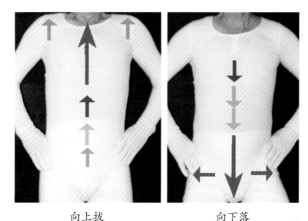

向上拔　　　　　　　　　向下落

【图 43-3】拔落腹腔

（4）上腹左抻右串

请参照【图 43-4】，做 4 个 8 拍。

（5）下腹右抻左溜

请参照【图 43-5】，做 4 个 8 拍。

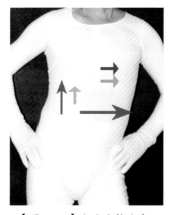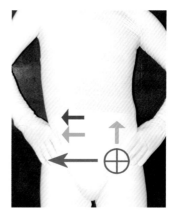

【图 43-4】上腹左抻右串　　　　【图 43-5】下腹右抻左溜

锦囊 44：便秘

[**主要症状**] 排便次数少，无规律；大便干硬，排便困难。

[**潜在病因**] 人类的罈装内脏，为人们罹患便秘设下内在的自然因素，诸

如乙状结肠的"过山车"一样上下辗转起伏，直肠与肛管之间的屈曲所形成的"肛门别劲"等，都为罹患便秘打下坚实的先天基础。加上人们久坐、用力排便、经常憋便、不良饮食习惯等诸多自身因素，充分助长了自然因素的影响，使肠蠕动功能减弱、肠液分泌减少、传导反射迟钝，粪便移动缓慢、便意淡漠、排便困难，容易促成人类罹患功能性便秘。自然因素是埋在人们体内引发便秘的基础，自身因素是引发便秘的诱因，两者里应外合，导致人类便秘现象极为普遍，且不断使便秘症状越来越重。

[**康复方法**]参照下面组合或者另行组合动作，每天做 2 遍。

【组合一】

（1）纳摆骶部

请参照【图 44-1】左右往返摆动，做 8 个 8 拍。

（2）下腹右抻左串

请参照【图 44-2】，做 4 个 8 拍。

康复便秘要从根源入手

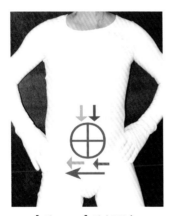 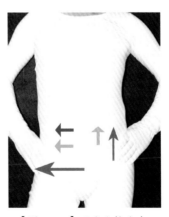

【图 44-1】纳摆骶部　　【图 44-2】下腹右抻左串

（3）慢转腹腔

请参照【图 44-3】相关方法，做 4 个 8 拍。

（4）拔摆中腹

请参照【图 44-4】左右往返摆动，做 4 个 8 拍。

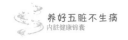

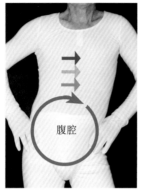

【图 44-3】慢转腹腔

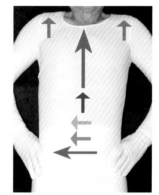

【图 44-4】拔摆中腹

（5）上下拔旋

请参照《养好五脏不生病·内脏运动保健法》内脏运动操中"第4段：上下拔旋"相关方法，做4个8拍。

【组合二】

（1）拔旋直肠区

请参照【图 44-5】，做4个8拍。

（2）顺转腹腔

请参照【图 44-6】，做4个8拍。

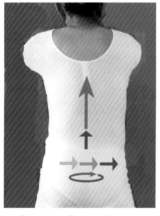

【图 44-5】拔旋直肠区

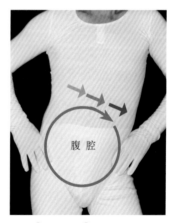

【图 44-6】顺转腹腔

（3）中腹左抻右溜

请参照【图44-7】，做4个8拍。

（4）拔摆下腹

请参照【图44-8】左右往返摆动，做4个8拍。

（5）平旋中腹

请参照【图44-9】，做4个8拍。

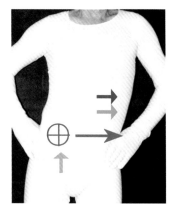 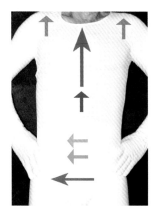 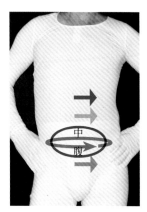

【图44-7】中腹左抻右溜　　　【图44-8】拔摆下腹　　　【图44-9】平旋中腹

【组合三】

（1）纳转骶部

请参照【图44-10】，做4个8拍。

（2）抻下腹

请先参照【图44-11】，沿下腹向右持续抻牵3秒钟，呼气；再以同样方法沿下腹向左持续抻牵3秒钟，吸气；动作要与呼吸密切配合，左右交替做8个往返。

（3）纳努中极

请参照【图44-12】相关方法，左右交替做8往返。

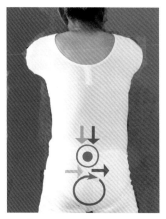

【图44-10】纳转骶部

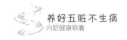

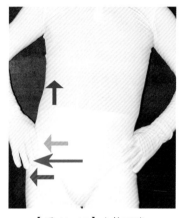

【图44-11】右抻下腹

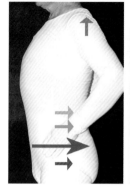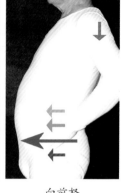

向后纳　　　　　向前努

【图44-12】纳努中极

（4）微转直肠区

请参照【图44-13】，做4个8拍。

（5）拔腹收肛

请参照【图44-14】，每次拔收5~6秒钟，同时呼气；还原，吸气；做6次。

（6）平旋下腹

请参照【图44-15】，做4个8拍。

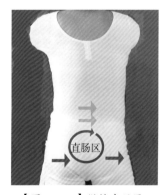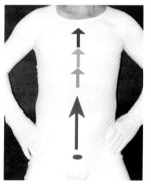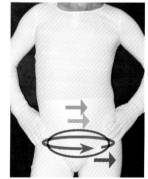

【图44-13】微转直肠区　　　【图44-14】拔腹收肛　　　【图44-15】平旋下腹

更多与便秘康复有关的话题，请关注我的同系列图书《便秘轻松解》。

锦囊 45：胃潴留

胃潴留又称"胃排空延迟"，是指胃内容物不能及时排空而较长时间积贮胃中。

[**主要症状**] 每天一至数次呕吐，日夜均可发生，呕吐物为胃中积贮食物；上腹饱胀、钝痛，吐后症状暂时缓解。慢症可见营养不良，急症常伴脱水与电解质紊乱。

[**潜在病因**] 常见于饭后久坐与餐后即行长时间俯身劳作者；持续性压迫胃部，胃内大量食物向外鼓胀，外面强大的腹压向内压迫，使夹在中间的胃体受到内外夹击；容积被压缩，供血受限；经常的持续性胃缺血，导致蠕动功能每况日下，直至无法实现胃排空。

[**康复方法**] 端坐或蜷腿仰卧，参照下面组合或者另行组合动作，每天做2遍。

（1）绕右手三指逆时针微转上脘穴

请参照"锦囊 3　胃痛"中的相关内容与方法，绕转 30 圈。

（2）胃肠滑梯转

请参照【图 45-1】反复进行 6~8 次，以促进胃排空，消除胃部症状。

（3）顺绕车轮

请参照【图 45-2】，做 4 个 8 拍。

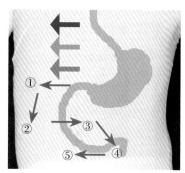

【图 45-1】胃肠滑梯转

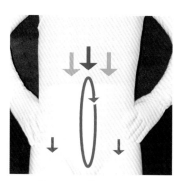

【图 45-2】顺绕车轮

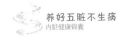
（4）拔落腹腔

请参照【图45-3】，做2个8拍。

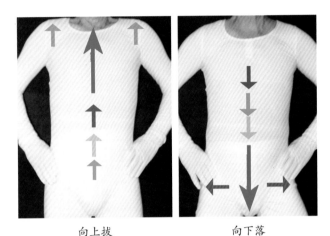

向上拔　　　　　　　　向下落

【图45-3】拔落腹腔

（5）溜神阙

请参照【图45-4】前后往返溜动，做4个8拍。

（6）拔旋上腹

请参照【图45-5】，做8个8拍。

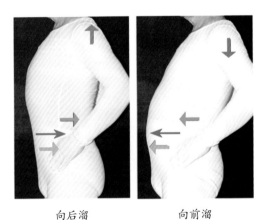

向后溜　　　　　　　向前溜

【图45-4】溜神阙

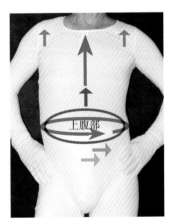

上腹部

【图45-5】拔旋上腹

锦囊 46：胃黏膜脱垂症

胃黏膜脱垂是由于胃窦黏膜松弛，向下通过幽门脱入十二指肠前部。

[**主要症状**] 腹胀、嗳气、反酸、恶心、呕吐、中上腹隐痛；严重者有烧灼痛甚至绞痛，并可向后背部放射；右侧卧时容易出现症状，左侧卧时减轻或无症状；30~60 岁多见，男女比例为 3：1。

[**潜在病因**] 由于胃部较长时间受到挤压，受压部位易引起充血、肿胀，造成幽门窦部黏膜发炎、水肿，使食物下行不够通畅；当胃体受到强力挤压，比如用力压榨排便、爬山、举重、抗抬重物时，可能促使胃窦部黏膜皱襞压力过大，与胃窦蠕动相互作用，促使胃窦黏膜松弛并随食物脱出，进入幽门而引发胃黏膜脱垂。

[**康复方法**] 左侧卧，参照下面组合或者另行组合动作，每天做 2~3 遍。

（1）逆转腹腔

动作方法与顺转腹腔相同，只是方向相反，请参照【图 46-1】，中等力度中等速度，转 6 圈，以疏通患部。

（2）上腹左抻右溜

请参照【图 46-2】，做 4 个 8 拍。

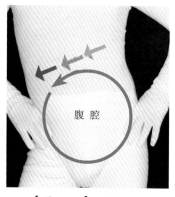
【图 46-1】逆转腹腔

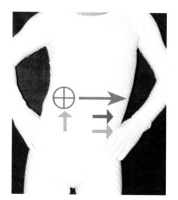
【图 46-2】上腹左抻右溜

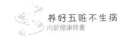

（3）绕右天枢穴顺转

天枢穴位于脐中旁开2寸处，为双穴，左右各一穴，本法须选择右侧天枢穴。方法是：将右手平伸，掌心按在右侧天枢穴上，左手放在右手上面助力，进行顺时针揉动；同时驱动心口窝围绕手掌同步顺时针转动，一圈呼气、一圈吸气；转30圈。

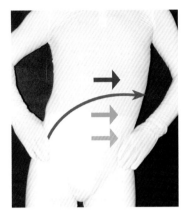

【图46-3】绕脐飞燕

（4）绕脐飞燕

请参照【图46-3】，做4个8拍。

（5）左抻上腹

请参照【图46-4】，沿上腹向左抻，并持续抻牵3秒钟，呼气；还原、吸气；连续抻8次。

（6）拔旋上腹

请参照【图46-5】，连续做4个8拍。

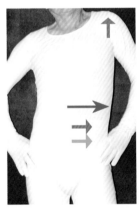
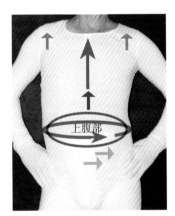

【图46-4】左抻上腹　　　　【图46-5】拔旋上腹

锦囊47：酒精性肝病

酒精性肝病俗称酒精肝（ALD），是由于长期大量饮酒导致的中毒性肝

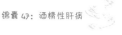

损害。

［**主要症状**］酒精肝一般可有轻微的肝区不适、食欲减退、恶心、呕吐、腹胀、腹泻、阳痿、闭经、蜘蛛痣等症状。

［**潜在危害**］酒精进入体内，在肝脏氧化为乙醛，作用于肝内蛋白质，引起肝损害，大量酒精可能会引起细胞肿胀、脂肪变性。酒精氧化还原改变，会促使肝内脂肪酸合成增加、氧化减少，导致脂肪酸在肝内聚集，损害糖类和蛋白质代谢，造成肝腺泡的中央小叶坏死。长期大量摄入酒精，可能会引起广泛的肝脏疾病，从脂肪变性到肝炎、肝硬化。

［**康复方法**］请参照下面组合或者另行组合动作，每天做 2 遍；或者每晚进行肝脏按摩（方法请参照锦囊 55）。

（1）拔摆肝区

请参照【图 47-1】左右往返摆动，做 4 个 8 拍。

（2）上腹左抻右串

请参照【图 47-2】，做 4 个 8 拍。

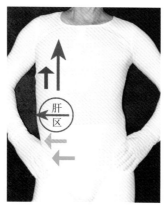

【图 47-1】拔摆肝区

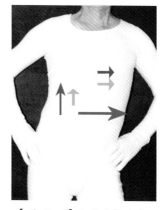

【图 47-2】上腹左抻右串

（3）拔落腹腔

请参照【图 47-3】，做 2 个 8 拍。

（4）上腹左抻右溜

请参照【图 47-4】，做 4 个 8 拍。

（5）拔旋肝区

请参照【图47-5】，做8个8拍。

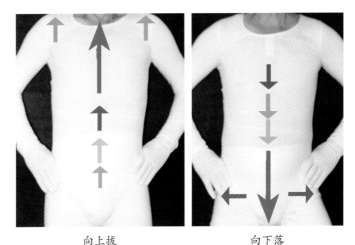

向上拔　　　　　　　　向下落

【图47-3】拔落腹腔

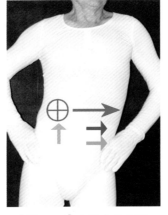　　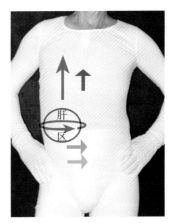

【图47-4】上腹左抻右溜　　【图47-5】拔旋肝区

锦囊48：肠易激综合征（IBS）

[**主要症状**] 腹痛、内急、排便后缓解，常有便秘或腹泻，或者便秘与腹泻交替出现；粪便呈颗粒状或黏液便。

［**常见病因**］可能与精神紧张、失眠、劳累、生活无规律等引起的结肠应激反应有关。

［**康复方法**］请参照下面组合或者另行组合动作，每天做 2 遍。

（1）中腹右抻左串

请参照【图 48-1】，做 4 个 8 拍。

（2）下腹右抻左溜

请参照【图 48-2】，做 4 个 8 拍。

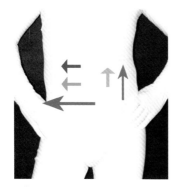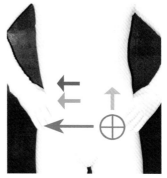

　【图 48-1】中腹右抻左串　　　【图 48-2】下腹右抻左溜

（3）拔落腹腔

请参照【图 48-3】，做 2 个 8 拍。

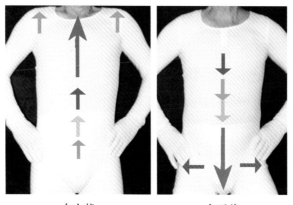

　　　向上拔　　　　　　　向下落

【图 48-3】拔落腹腔

（4）顺绕车轮

请参照【图 48-4】，做 4 个 8 拍。

（5）溜神阙

请参照【图 48-5】前后往返溜动，做 4 个
8 拍。

（6）拔旋中腹

请参照【图 48-6】，做 8 个 8 拍。

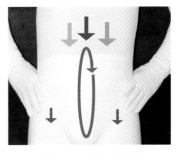

【图 48-4】顺绕车轮

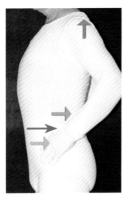

向后溜

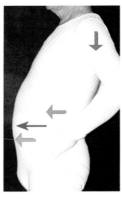

向前溜

【图 48-5】溜神阙

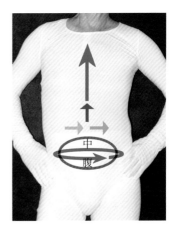

【图 48-6】拔旋中腹

锦囊 49：胃神经官能症

胃神经官能症是以胃的运动与分泌功能失常为主要表现的病症。

[**主要症状**] 以反复发作的连续性嗳气为主要表现；可伴有胃痛、胃胀、恶心、呕吐、嗳气等症状；也可同时出现失眠、健忘、倦怠、多梦、心悸、头痛、神经过敏等症状。

[**潜在病因**] 人体的内在刺激常可成为发病因素，由于长期不良的精神刺激，可以干扰正常的神经活动，造成兴奋和抑制过程紊乱，从而引起胃肠道功能障碍。

[**康复方法**] 请参照下面组合或者另行组合动作，每天做 2 遍。

（1）慢转腹腔

请参照【图 49-1】，做 4 个 8 拍。

（2）拔溜胸口

请参照【图 49-2】前后往返溜动，做 4 个 8 拍。

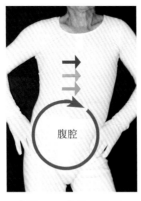

【图 49-1】慢转腹腔

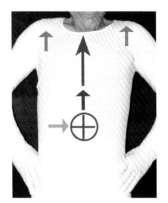

【图 49-2】拔溜胸口

（3）胃肠滑梯转

请参照【图 49-3】，反复进行 6~8 次。

（4）顺绕车轮

请参照【图 49-4】，做 4 个 8 拍。

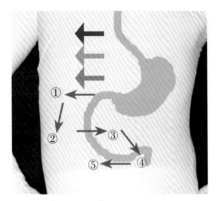

【图 49-3】胃肠滑梯转

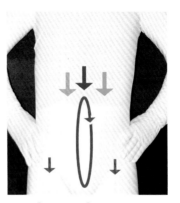

【图 49-4】顺绕车轮

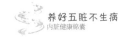

（5）拔旋脾区

请参照【图49-5】，做8个8拍。

锦囊 50：功能性消化不良（FD）

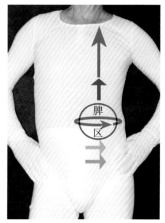

【图49-5】拔旋脾区

FD是由胃和十二指肠功能紊乱引起的，是临床上最常见的一种功能性疾病，约占胃肠病专科门诊患者的50%。

[**主要症状**] 早饱感、餐后饱胀、嗳气、恶心、食欲不振、上腹胀痛（多为餐后痛）或灼热感，有些病人同时伴有焦虑、抑郁、头疼、失眠等症状。

[**潜在病因**] 多因肠管持续性缺血，导致胃肠动力障碍；也可能与外周感受器、传入神经、中枢整合异常有关。

[**康复方法**] 请参照下面组合或者另行组合动作，每天做2遍。

（1）溜神阙

请参照【图50-1】前后往返溜动，做4个8拍。

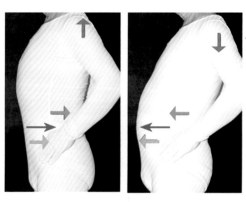

向后溜　　　　向前溜

【图50-1】溜神阙

（2）慢转腹腔

请参照【图50-2】，做4个8拍。

（3）胃肠滑梯转

请参照【图 50-3】反复进行 6~8 次。

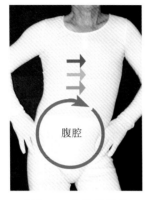

【图 50-2】慢转腹腔

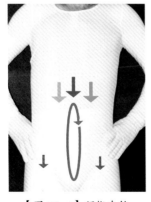

【图 50-3】胃肠滑梯转

（4）顺绕车轮

请参照【图 50-4】，做 4 个 8 拍。

（5）拔腹收肛

请参照【图 50-5】，做 2 个 8 拍。

（6）拔摆下腹

请参照【图 50-6】左右往返摆动，做 4 个 8 拍。

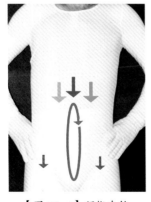

【图 50-4】顺绕车轮

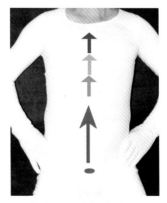

【图 50-5】拔腹收肛

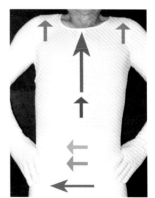

【图 50-6】拔摆下腹

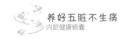

锦囊 51：食欲不振

食欲是人类维持生命健康、补充必要能量的一种生理本能，如果对饮食需要产生淡漠感，就会影响人们对能量的摄取和补充。

[**主要症状**] 不思进食，感到食物无味，大小便正常或大便干结、便不成形，皮肤干燥形体偏瘦，容易出虚汗。

[**潜在病因**] 人们的食欲，是由下丘脑的摄食中枢和饱食中枢（以下简称"两中枢"）调控。饱腹时，胃壁的扩张感会向下丘脑饱食中枢传递，使食欲减退。空腹时，让两中枢感到体内缺乏能量，同时，胃体的收缩也会刺激下丘脑的摄食中枢，让人们产生空腹感。在精神方面，思想压力过大、精神紧张、神经衰弱、焦虑、失眠、胃肠动力减退等，也会抑制摄食中枢，引起神经性厌食。

[**调养方法**] 请参照下面组合或者另行组合动作，每天做 2 遍。

（1）慢转腹腔

请参照【图 51-1】，做 4 个 8 拍。

（2）拔摆肝区

请参照【图 52-2】左右往返摆动，做 4 个 8 拍。

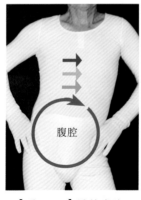
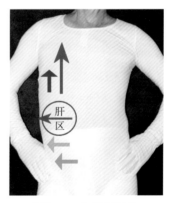

【图 51-1】慢转腹腔　　　【图 51-2】拔摆肝区

（3）溜神阙

请参照【图51-3】前后往返溜动，做4个8拍。

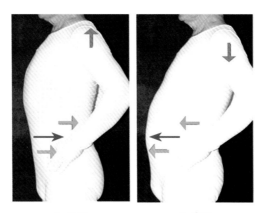

向后溜　　　　　　　向前溜

【图51-3】溜神阙

（4）胃肠滑梯转

请参照【图51-4】反复进行6~8次。

（5）顺绕车轮

请参照【图51-5】，做4个8拍。

（6）拔旋上腹

请参照【图51-6】，做8个8拍。

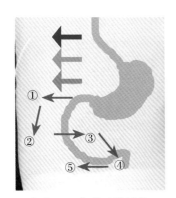

【图51-4】胃肠滑梯转

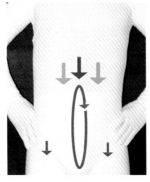

【图51-5】顺绕车轮

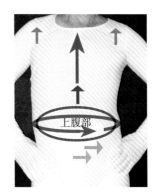

【图51-6】拔旋上腹

锦囊 52：胃下垂

胃下垂是指胃体下移至正常水平以下，站立时，胃下缘达盆腔，胃小弯弧线的最低点降至髂嵴连线以下，即称为胃下垂。

[**主要症状**] 饭后饱胀不适、食欲减退、胃痛或隐痛，并有下坠感，有胃胀、嗳气、恶心、乏力、消瘦、便秘等症状，饱腹时移动腹部，有时可感到脐下有振水声。

[**潜在病因**] 一切脱垂性疾病，都有自然因素与自身因素两个方面的病因。躯体直立是造就一切脱垂疾病的先天条件，它使各个内脏器官都具有下垂的空间，在脏器自身重量（含内容物）与地心引力的作用下，诸多内脏器官都在被向下吸引着，形成脏器下垂的自然因素。自身因素主要包括用力挤压式排便、抗抬重物、剧烈蹦跳、用力分娩、强力颠簸等机械性驱动，可能促使韧带组织损伤或松弛，从而引发脏器脱垂。本病多见于妇女产后、慢性消耗性病人和瘦长无力体型者。

[**康复方法**] 屈膝平卧或仰坐，按照下面组合或者另行组合动作，每天做 1~2 遍。

（1）顺转腹腔

请参照【图 52-1】，做 4 个 8 拍。

（2）拔摆上腹

请参照【图 52-2】左右往返摆动，做 4 个 8 拍。

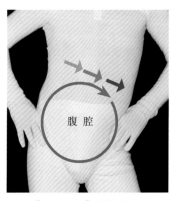

【图 52-1】顺转腹腔

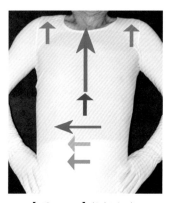

【图 52-2】拔摆上腹

（3）撺胃回归

撺胃回归是内脏运动与手动相互配合，将胃从下垂部位撺回上腹，动作时用口呼吸，方法是：吸气，腹部放松，右手平掌伸直，以小鱼际着力放在小腹下方，左手附在右手上面助力，将两手沿耻骨上方向下按以托住胃底；沿手掌的上方左右摆动两个反复，然后沿正中线向上蹿动，右手掌随之向上撺胃，同时用口呼气，将气全部呼出，上蹿、撺胃、呼气三者须同步进行，并将手掌向上推动约二横指（要一直向下按住不要放松）；继续按照上法进行，每次上撺二横指，一直撺到剑突下需 5~8 次，此为一遍，然后从头开始，连做 3 遍。

（4）捧腹向上

动作是：双手掌横放在小腹两侧的水道穴上，两小指指根对准水道穴（水道穴位于脐下 3 寸的关元穴旁开 2 寸），两手的小指尖对接，连起来形成了一堵墙样，向下一兜，将腹腔里的全部内容都托在了两手掌之中，向下按到底；驱动心口窝沿两手掌上面左右摆动；摆动以中等力度中等速度，有节奏感，边摆动，边将双手慢慢向上托捧，一直托捧到两肋下为一遍，连续 3 遍。

（5）拔溜胸口

请参照【图 52-3】前后往返溜动，做 4 个 8 拍。

（6）拔旋上腹

请参照【图 52-4】，做 4 个 8 拍。

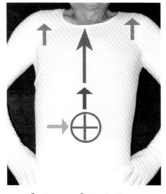
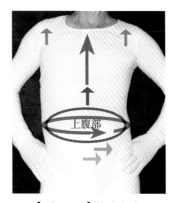

【图 52-3】拔溜胸口　　　【图 52-4】拔旋上腹

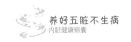

[**提示**] 康复胃下垂最重要的前提就是必须坚持采用自然排便法排便，否则，只要用力加压排便，就会前功尽弃。治疗期间不要抗抬重物，避免从高处下跳，切勿暴饮暴食。

锦囊 53：肾下垂

[**主要症状**] 一般并无症状，严重时可出现腰部持续性钝痛或者间歇性剧痛，多发生在站立或劳作劳累时；少数病人可伴有恶心、呕吐、腹胀和头晕等症状。

[**潜在病因**] 正常情况下，肾脏在体内可以随着人体的活动而产生微小移动，一般不超过一个椎体的正常范围；用力加压排便与抗抬重物时可驱使肾脏下移，抻扯肾脏的韧带，使韧带逐渐拉长，一旦牵系肾脏正常位置的韧带受力疲软，让肾脏下移超过正常范围，就是肾下垂。

[**康复方法**] 屈膝平卧或仰坐，请按照下面组合或者另行组合动作，每天做 2 遍。

（1）左右抻肾

请参照【图 53-1】右抻肾区，持续抻牵 3 秒钟，同时呼气；再以同样方法向左抻牵 3 秒钟，同时吸气；如此左右交替做 8 个反复。

（2）拔摆肾区

请参照【图 53-2】左右往返摆动，做 4 个 8 拍。

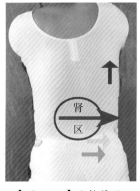 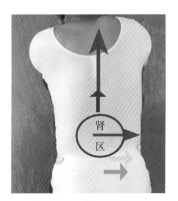

【图 53-1】右抻肾区　　　【图 53-2】拔摆肾区

（3）转肾区

请参照【图 53-3】，做 4 个 8 拍。

（4）拔摆肾区

请参照【图 53-2】左右往返摆动，连续做 4 个
8 拍。

（5）纳摆肾区

请参照【图 53-4】左右往返摆动，做 4 个 8 拍。

（6）纳转肾区

请参照【图 53-5】，做 4 个 8 拍。

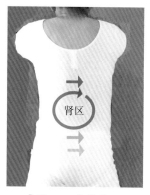

【图 53-3】转肾区

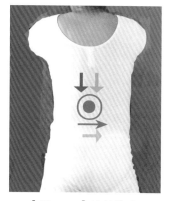

【图 53-4】纳摆肾区

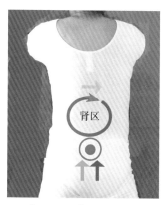

【图 53-5】纳转肾区

锦囊 54：心脏按摩法

心脏按摩法是一种通过运动心区，从胸腔内部按摩心脏的方法。

[**适应范围**] 适用于各种慢性心脏疾病、心脏亚健康。

[**保健原理**] 通过对心脏实施内部按摩，促进心内循环，疏通冠脉血管，改善心脏功能，缓解心肌缺血，也有望促进心肌梗死病人侧支循环的形成。

[**准备动作**] 左侧卧，上体向前倾斜呈 15 度，左臂屈肘前伸，使心区紧贴床面，右手撑床以助力，右腿屈膝向前撑床，胸廓向下抵住心区，做如下动作。

[**动作方法**] 动作前深吸一口气，然后边呼气边做如下动作：

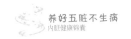
（1）左右搓摩

动作要领是：双肩与胸廓配合心口窝共同推动心脏，沿心区向右搓摩；同样方法沿心区向左搓摩。操作方法是：深吸一口气，要吸足；边呼气边沿心区左右搓擦3个往返，并将气呼尽，此为一遍；如此反复左右搓摩，做3遍，进行3次深呼吸之后做下一个动作。

（2）上下搓摩

动作要领是：以胸廓配合心口窝向下抵住心区，双肩与胸肌配合心口窝推动心脏，沿心区向上搓摩；沿心区向下搓摩。操作方法是：深吸一口气，要吸足；边呼气边沿心区上下搓擦3个往返，同时将气呼尽，此为一遍；如此反复上下串摩，做3遍，进行3次深呼吸之后做下一个动作。

（3）绕心转磨

动作要领是：以胸廓配合心口窝向下抵住心区，左肩、左肘与胸椎配合心口窝共同推动心脏，如同推磨一般绕心区顺时针旋转一圈；动作以左肩与左肘调控，可使转动圆满、均匀而又有力度。操作方法是：深吸一口气，要吸足；边呼气边绕心转磨3圈，同时将气呼尽，此为一遍；如此反复绕心转磨，做3遍。

［**提示**］①动作要从容不迫，与呼吸密切配合，不可操之过急。感到气不够用时，就做3次深呼吸，待呼吸平稳之后再继续进行。②重度心衰、心脏支架与搭桥、重度主动脉钙化、肺结核进展期等相关病人禁用。

锦囊 55：肝脏按摩法

肝脏按摩法是一种通过运动肝区，从腹腔内部按摩肝脏的方法。

［**适应范围**］适用于各种慢性肝脏疾病、肝脏亚健康、脂肪肝、酒精肝等。

［**保健原理**］通过对肝脏实施按摩，促进肝脏循环，更新肝内血液，驱逐肝内淤积的垃圾毒物，改善肝脏功能，辅助相关肝脏疾病的康复。

［**准备动作**］右侧卧，上体向前倾斜呈15°，右臂屈肘前伸，右肩微微离开床面，使肝区紧贴床面，左手撑床助力，左腿屈膝前伸撑床，胸廓向下轻轻抵住肝区，做如下动作。

[**动作方法**] 动作前深吸一口气，然后边呼气边做如下动作：

（1）左右搓摩

动作要领是：双臂、胸廓与腹肌配合心口窝，共同推动肝脏，沿肝区向右搓摩；向左搓摩肝区。操作方法是：深吸一口气，要吸足；边呼气边左右搓摩 3 个往返，并将气呼尽，此为一遍；如此反复搓摩，做 3 遍。

（2）上下搓摩

动作要领是：双肩与胸肌配合心口窝，推动肝脏沿肝区向上搓摩；沿肝区向下搓摩。操作方法是：深吸一口气，要吸足；边呼气边上下搓摩 3 个往返，并将气呼尽，此为一遍；如此反复上下搓摩，做 3 遍。

（3）绕肝转磨

动作要领是：右肩与右肘配合胸椎与心口窝，共同推动肝脏沿肝区顺时针转磨一圈；"转磨"动作如同推动磨盘，沿水平方向旋转，下同。操作方法是：深吸一口气，要吸足；边呼气边绕肝转磨 3 圈，并将气呼尽，此为一遍；如此反复绕肝转磨，做 3 遍。

[**提示**] ①动作要从容不迫，与呼吸密切配合，不可操之过急。感到气不够用时，就做 3 次深呼吸，待呼吸平稳之后再继续进行。②重度肝硬化、肝癌、肝脓疡、肝炎、重度肝脏损伤等相关病人禁用。

锦囊 56：肾脏按摩法

肾脏按摩法是一种通过运动肾区，从腹腔内部按摩肾脏的方法。

[**适应范围**] 适用于肾脏保健、肾脏亚健康等。

[**保健原理**] 通过对肾脏实施直接按摩，促进肾脏循环，疏通肾脏气血，改善肾功能，排出肾内毒素，有益于肾脏健康。

[**准备动作**] 屈膝平卧，两臂平放于身体两侧，五指伸开与前臂共同撑住床面，双肩与臀部向上撑一点，让肾区紧贴床面，腹肌配合心口窝向下抵住肾区，做如下动作。

[**动作方法**] 动作前深吸一口气，然后边呼气边做如下动作：

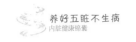
（1）左右搓摩

动作要领是：双肩、两臂与胸椎配合心口窝，共同推动肾脏沿肾区向左搓摩；沿肾区向右搓摩。操作方法是：深吸一口气，要吸足；边呼气边左右搓擦3个往返，同时将气呼尽，此为一遍；如此反复左右搓摩，做3遍。

（2）左右挑搓

动作要领是：以腹肌向下抵住肾脏，右肩向下，左肩向上，推动肾区沿肾区呈弧形向左上方挑搓；左肩向下，右肩向上，沿肾区向右上方弧形挑搓。操作方法是：深吸一口气，要吸足；边呼气边左右挑搓3个往返，并将气呼尽，此为一遍；如此反复左右挑搓，做3遍。

（3）绕肾转磨

动作要领是：以腹肌向下抵住肾脏，双肩与胸椎配合心口窝推动肾脏沿肾区顺时针转磨一圈。操作方法是：深吸一口气，要吸足；边呼气边绕肾转磨3圈，并将气呼尽，此为一遍。

如此反复绕肾转磨，做3遍。

[提示] ①动作要从容不迫，与呼吸密切配合，不可操之过急。感到气不够用时，就做3次深呼吸，待呼吸平稳之后再继续进行。②重度肾衰、换肾、感染性肾病、重度肾功能障碍等相关病人禁用。

锦囊57：脱肛

脱肛是指直肠壁向下移位，脱出肛门以外。

[主要症状] 病人可以感到有肿物样的东西自肛门排出，起初脱出较小，便后可自行回纳肛门内。随着症状的不断加重，肿物体积变大，脱出频繁，便后无法自行回纳，需用手托揉，方可回归肛内。

[潜在病因] 多与排便时用力加压有关。脱肛有两大因素，一是粪便干硬，二是用力加压，二者缺一不可。过于干硬的粪便加上肠管干涩，会产生较大的摩擦阻力，使粪便移动时挂带着直肠、突破系膜和韧带的牵系，造成直肠随粪便同时下行，致使直肠壁向下移位，逐渐产生了脱肛症状。

［**康复方法**］请参照下面组合或者另行组合动作，每天做 2~3 遍。

（1）拔旋直肠区

请参照【图 57-1】，做 4 个 8 拍。

（2）荡会阴

请参照【图 57-2】，做 4 个 8 拍。

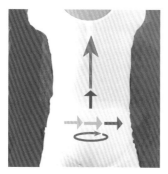

【图 57-1】拔旋直肠区

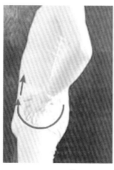
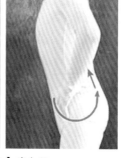

【图 57-2】荡会阴

（3）绕右手三指顺转气海穴

方法是：用右手三指（食指、中指、无名指）的中指指腹着于气海穴（位于前正中线，脐下 1.5 寸），顺时针揉转，同时以腹肌与腰椎配合心口窝绕三指外围同步转动；连续顺转 60 圈。

（4）拔摆下腹

请参照【图 57-3】左右往返摆动，做 4 个 8 拍。

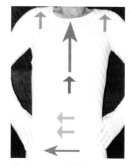

【图 57-3】拔摆下腹

（5）拔腹收肛扭髋

请参照【图 57-4】进行持续性拔腹收肛，同时不停地左右扭髋；向左扭吸气，向右扭呼气，做 8 个往返。

（6）左右抻腹溜肛

右臀抬起，上体左倾，向左抻牵小腹，抻到尽头处持续，同时前后溜动肛门区域；向后收、呼气；向

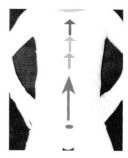

【图 57-4】拔腹收肛

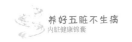

前挺、吸气；10 次往返后放松；再以同样方法向右抻，同样溜动肛区 10 次；如此做 3 个交替。

[注意] 一旦遭遇便秘不要用力排便，须采用"自然排便法"中的"操作排便法"排出，让脱肛症状不再加重，并逐步好转。（详见我的同系列图书《便秘轻松解》中 113~126 页部分内容）

锦囊 58：多囊肾（肾囊肿）

据现代医学记载，多囊肾是一种遗传性肾脏占位疾病，发病率为 1/1250，多为双肾型，临床上以"成年型多囊肾（ADPKD）"比较常见。病因可能与肾小管梗阻，或肾单位不同部位的局部扩张有关。

[主要症状] ADPKD 多在 40 岁左右才出现症状，表现为肾脏的皮质和髓质出现为数不等的囊肿，初期肾内只有少数几个囊肿，以后发展为全肾布满大小不等的囊肿。囊肿的不断增大，会压迫肾实质，使肾单位减少，肾功能减低，可产生腰背疼痛、腹部肿块与肾功能损害。若伴发结石或尿路感染者，可出现血尿、脓尿、发热、肾区疼痛等症状。

[潜在病因] 人类罐装内脏上挤下压的腹腔环境，使本来就比较脆弱的肾小管更加不堪重负，容易遭受巨大外力的损伤。多囊肾从患病到不断加重，多与肾小管损伤有关，诸如用力挤压式排便、过度负重、过分角力（举重、摔跤等），持续性强力压迫肾脏，导致肾小管损伤。特别是经常塞便者，采用高强度挤压排便时，容易损伤肾小管，或造成肾单位不同部位的局部扩张，形成微囊肿。随着不断强力挤压，促进囊肿不断增大、增多，会进一步挤占肾脏容积，压迫肾实质，殃及临近肾单位，致使肾单位逐渐减少，危及肾功能。

[康复方法] 任选一个动作组合或者自行组合，每日 2 次。

【组合一】

（1）转肾区

请参照【图 58-1】相关方法，做 4 个 8 拍。

（2）串肾区

请参照【图 58-2】相关方法上下往返串动，做 2 个 8 拍。

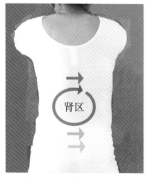 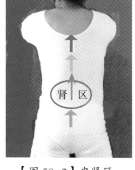

【图 58-1】转肾区　　　　　【图 58-2】串肾区

（3）上下盘背

请参照【图 58-3】相关方法，做 4 个 8 拍。

（4）拔摆肾区

请参照【图 58-4】相关方法左右往返摆动，做 4 个 8 拍。

（5）拔旋上腹

请参照【图 58-5】相关方法，做 8 个 8 拍。

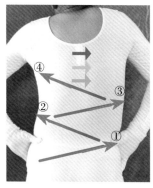 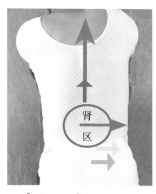 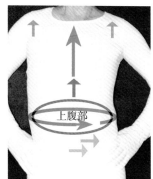

【图 58-3】上下盘背　　　【图 58-4】拔摆肾区　　　【图 58-5】拔旋上腹

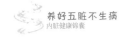

【组合二】

（1）抻肾区

请参照【图58-6】右抻肾区，持续抻牵3秒钟，同时呼气；再以同样方法向左抻牵3秒钟，同时吸气；如此左右交替做8个反复。

（2）慢转肾区

请参照【图58-7】相关方法，做2个8拍。

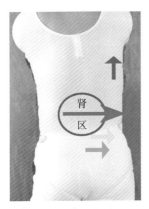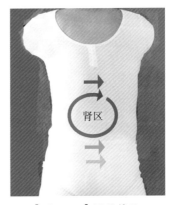

【图58-6】右抻肾区　　　　　【图58-7】慢转肾区

（3）摆肾区

请参照【图58-8】相关方法左右往返摆动，做4个8拍。

（4）平旋上腹

请参照【图58-9】相关方法，做8个8拍。

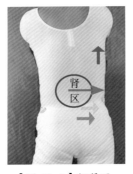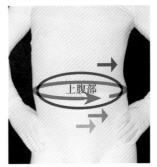

【图58-8】摆肾区　　　　　【图58-9】平旋上腹

［提示］多囊肾病人，严禁用力压榨排便，严禁持续负重，避免从事举重、摔跤、拔河、掰腕等角力型体育运动，避免过度操劳，控制蛋白质的摄入，用药须特别谨慎，不经医师批准，不可擅自用药。掌握并坚持应用"张氏自然排便法"与"张氏排秘法"，科学排便，以控制囊肿的扩展与数量的增加及并发症的发生。

锦囊 59 ：内脏排毒

各种各样的有毒有害物质，既可以由体内代谢产生，又可以通过饮食、呼吸、皮肤黏膜进入体内，它们的侵害目标主要是内脏器官。进入血液的毒素，一部分被送进肝脏解毒，经肾脏排除，另一部分被带进内脏器官，可能危害人们的内脏。

人类的罈装式内脏器官，由于血液循环不够通畅，加上缺乏直接运动，常常使各种毒素聚集于不同的脏器之中，成为体内藏污纳垢之处。尤其是气血有些壅滞的脏腑，会形成庞大复杂的毒素体系，困扰内脏健康。人们只要将滞留于内脏器官里面的毒素排出，使之进入血液之中，再通过肝脏代谢，肾脏排出，就不会再危害内脏了。

［排毒方法］可以采用快动作与慢动作结合，将脏腑之中的毒素排出，排毒方法有部位排毒与脏腑排毒两种。

1. 部位排毒

部位排毒是指在重点部位进行的排毒方法，可用于腹腔各个脏器与亚健康部位，下面以肝脏排毒为例。

"肝脏排毒"方法首先定位于肝区【图 59-1】，做以下 3 个动作：

（1）摆拔肝区

①沿肝区向上拔提到极限处并持续 5 秒钟，同时呼气；②在肝区左右摆动 8 个往返，先向左摆，吸气，再向右摆，呼气，动作要果断利落，有震撼感，促使毒素游离与排出，下同；③向下落到极限处并持续 5 秒钟，同时吸气；④再沿肝区向上拔提 5 秒钟，同时呼气；⑤向下落 5 秒钟，同时吸气。

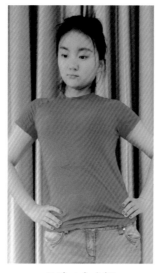 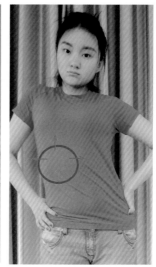

沿胸口向右摆　　　　　沿肝区展开一点

【图 59-1】肝区定位

此为 1 次，连续做 2 次。

（2）溜拔肝区

①沿肝区向上拔提到极限处并持续 5 秒钟，同时呼气；②在肝区前后溜动 8 个往返，先向前溜，吸气，再向后溜，呼气；③向下落到极限处并持续 5 秒钟，同时吸气；④再沿肝区向上拔提 5 秒钟，同时呼气；⑤向下落 5 秒钟，同时吸气。此为 1 次，连续做 2 次。

（3）串拔肝区

①沿肝区向上拔提到极限处并持续 5 秒钟，同时呼气；②在肝区上下串动 8 个往返，先向下串，吸气，再向上串，呼气；③向下落到极限处并持续 5 秒钟，同时吸气；④再沿肝区向上拔提 5 秒钟，同时呼气；⑤向下落 5 秒钟，同时吸气。此为 1 次，连续做 2 次。

[排毒原理] 首先上拔肝区引入大量新鲜血液，扩展肝脏容量；再采用快动作将肝脏之中的血液震荡起来，促使毒素游离，进入血液；再通过下落肝区动作，排出陈旧血液，促使毒素从肝脏排出；再次拔落肝区，让更多的毒素排出。

被排出肝脏的毒素物质成分复杂，其中的代谢产物可通过血液循环送达肾脏排出体外；脂质可被转运贮存以备为机体提供能量；致病微生物可交由血液中的免疫成分杀灭；剩余的部分毒素重新进入循环。

其他部位排毒，均可以此为例。

2.脏腑排毒

脏腑排毒是指腹腔脏腑全面排毒，方法可以以下两个动作任选其一。

（1）内脏运动操

请参照《养好五脏不生病·内脏运动保健法》第四章日常保健中的"内脏运动操"相关内容，每次做 1 遍。

（2）拔摆脏腑

请参照【图 59-2】，做 6 遍，所不同的是最后一遍也要下落并深呼吸 2 次。

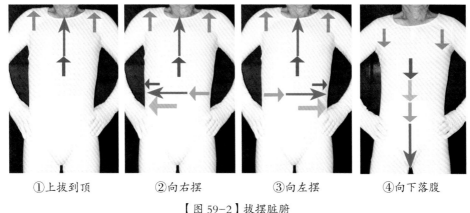

①上拔到顶　　②向右摆　　③向左摆　　④向下落腹

【图 59-2】拔摆脏腑

锦囊 60：慢阻肺

慢阻肺全称是"慢性阻塞性肺疾病"，是一种具有气流阻塞特征的慢性疾病，致残率和病死率很高，全球 40 岁以上发病率已高达 9%~10%。

[**主要症状**] 气急气短、呼吸困难、肺气胀满、胸闷发绀等，常伴有不能卧、乏力、不能干重活、筒胸等症状。

[**潜在病因**] 常与"鼓肺施压"密切相关。每当人们将充满空气的肺进行强力挤压时，容易导致肺泡囊和肺泡被过度充气、鼓胀，甚至可能伴有气道

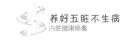
壁破坏、变形等病理改变，促使大量空气淤积肺内，形成肺肿胀，导致各种相关症状。

在人们的日常生活中，有两个最常见鼓肺施压动作，一是持续性剧咳（如老慢支等），屏住呼吸、缩拢胸肺形成肺内高压，再使之产生暴发性气流的过程，容易伤肺；二是"用力挤压排便"，施以强力鼓肺挤压过程，容易伤肺。两者所产生强大的肺内鼓胀力，会导致肺组织损伤，引发慢阻肺。各种鼓肺施压动作，常常使病情呈进行性发展。

[调养方法] 临床上尚无有效治疗方法，多采用对症调养，方法如下：

脉虚大者，多伴有"气虚清阳失升证"，表现为晨起时症状加重，9~10点钟好转，可以选用"补中益气汤"调养。

脉沉者，多伴"痰郁气结证"，时有胸满心烦、头痛口干感，可以选用"四逆散"调养。

脉沉细者，多伴"肾气亏损证"，常有腰腿酸困、头晕感，可以选用"参芪地黄汤"调养。

脉虚缓者，多伴"脾肺俱虚证"，常出现胃脘空虚感、大便溏，可以选用"参苓白术散"调养。

[自医方法] 慢阻肺是自身因素引发的肺组织损伤，并容易形成恶性循环让病情越来越重。自医常常是缓解症状、逐渐康复的希望。请坚持应用"自然排便法"排便；以下动作，每天做2遍：

1. 展胸抻肺

[动作要领] 在将肺内气体呼出80%左右时，屏住呼吸，展开胸部以使胸腔减压；再采用左右抻胸，促使肺泡囊间瘀气排出，以缓解肺气胀满症状，促进病情好转。

[动作方法]

（1）展胸右抻

先做两次深呼吸，将大部分气体呼出后，屏住呼吸；端起心口窝，将胸廓横向展开，双肩上提，以使胸腔容积扩展、肺内压降低，开始沿双乳缓缓向右抻牵3秒钟，然后还原，再做2次深呼吸，待呼吸均匀后做下一个动作

（下同）。

（2）展胸左抻

将大部分气体呼出后，屏住呼吸；端起心口窝，将胸廓横向展开，双肩上提，以使胸腔扩展、肺内压降低，开始沿双乳向左缓缓抻牵 3 秒钟，然后还原，做 2 次深呼吸。

如此左右交替做 3 遍，每天早、晚各做 1 遍。

［**动作提示**］①动作时，要一直屏住呼吸，抻牵动作结束之后要做 2 次深呼吸，待呼吸均匀后再做下一个动作；②肺组织比较脆弱，抻牵动作要缓慢而均匀，不可急于求成。

2. 拔摆胸腔

请参照【图 60-1】左右往返摆动，做 4 个 8 拍。

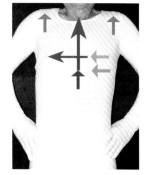

【图 60-1】拔摆胸腔

3. 拔旋胸腔

请参照【图 60-2】，做 4 个 8 拍。

［**作用说明**］通过排出肺泡囊间郁气，疏通肺部气血，促进换气功能，改善气肿症状。

采用"自然排便法"排便，可以保护肺泡组织，避免再度伤害，不仅有益于损伤部位的康复，也可以避免病情不断加重。

［**提示**］咳嗽时不要过分用力，有痰尽量咳出；抗抬重物时不要屏气；戒烟；避免吸入粉尘；防止感冒。

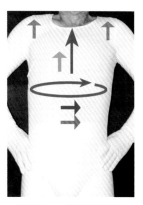

【图 60-2】拔旋胸腔

锦囊 61：配合食疗

一、食疗需要配合

食疗与内脏运动配合的话题是 2014 年 5 月我在海南医学院讲座，与学生互动时，一位中医系大学生提出，并被许多热心读者所关注。

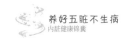

1. 食疗需要金玉搭档

（1）历史悠久的养生奇葩

"食疗"历史悠久，源自于祖国民间传统饮食文化的不断探索、积累与传承，是我们的祖先历经数千年的实践，通过不断地发现、不断地验证、不断地总结与提高，形成了一整套膳食养生方法。过去只应用于帝王之家，仅为富豪群族所用，随着生活水平不断提高，如今，食疗已经摆上平常百姓的餐桌，使国人的健康水平与人均寿命均得到大幅度提高。同时，也推动了食疗理念的进一步发展与完善，使现代人们越来越讲究食疗养生之道。如何不断提升食疗功效，成为人们共同关心的话题。

（2）食疗需要增效

膳食的有效成分，需要经过消化吸收才能充分发挥功效。然而，从膳食进入体内到充分发挥食疗效果，其间具有诸多不确定因素会直接影响食疗功效，需要采用运动内脏方法促进吸收，以提升食疗功效。

①促进吸收：膳食有效成分的吸收是实现食疗功效的前提，没有吸收，就没有功效。促进有效成分吸收的关键是要改善人们的消化吸收功能，吸收越充分，功效也会越显著。促进消化吸收最直接、最简单的方法，就是运动腹腔。内脏运动保健法的诸多腹腔动作，都具有疏通肠管微循环，促进消化吸收功能的作用。

②提升功效：食疗的保健作用温和而持久，却常常让人感到起效缓慢，甚至有时功效发挥不全。人们希望得到有效的配合方法，来提升食疗功效。

内脏运动保健法是以直接运动内脏、专门保健内脏为特长的养生运动，其特点是直接、快捷、安全、方便，省时、省事、省力、省钱，可以与各种疗法密切配合。内脏运动与药物治疗配合时，可以增强药物的治疗功效；与食疗配合，更是相得益彰。它不干扰食疗的消化吸收，不改变食疗的生理作用，不影响食疗的保健功效，不破坏食疗的有效成分，并可望通过相关配合动作，促进有效成分的消化吸收，改善人们内脏器官的内在环境，提升食疗的保健功效，请大家不妨一试。

2. 内脏运动是食疗的金玉搭档

（1）目标相同

人们选择食疗，多是为了调养脏腑、扶正祛邪，根据自身需要选择食材，通过合理的烹饪技巧，制成具有食疗功效的膳食，促进内脏健康，实现延年益寿目标。大家进行内脏运动，同样是为了调养脏腑，呵护内脏健康。食疗与内脏运动虽然方法各异，目标却是相同的，二者相互配合，具有殊途同归、异曲同工之效。

（2）特点相同

食疗与内脏运动，都是祖国医学的传承，两者同样属于祖国养生学范畴，同样都是简便易行的养生与疗伤好方法。"食疗"的特点是"绿色保健"，安全有效，简便易行，稳扎稳打，步步为营，让疑难杂疾淹没在日常膳食之中，堪称奥妙无穷。内脏运动同样属于"绿色保健"，同样具有省时、省事、省钱、无毒、无害、安全、有效的特点，两者特点基本相同。

（3）相互补充

食疗起效平稳、绵长，内脏运动功效快捷、立竿见影，内脏运动可以促使食疗快速显效，食疗可以进一步延长保健功效、巩固保健成果，二者相辅相成、互为补充。

食疗需要精心选择食材与烹制，具有一定成本。内脏运动没有成本，可以为食疗保驾护航，让内脏运动给食疗引路，使食疗充分发挥功效。食疗又可优化脏腑状态，为内脏运动充分发挥功效铺平道路。两者相互引导、相互促进，有望产生事半功倍的效果。

（4）功效有望叠加

食疗以丰富的保健成分为本，以提升内脏的内在活力，来养护脏腑根基。内脏运动以疏通内脏气血，改善脏器微循环，促进脏腑功能，提升自身免疫力为目标，增强内守，御病健体。二者相互配合，有益于充分发挥食疗功效，调控脏腑气质，驱除有毒有害物质，养护内脏细胞，促使内脏器官生命旺盛、健康化、年轻化，可望二者功效叠加，不妨一试。

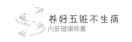
（5）如何配合

配合食疗与配合药物治疗的原理与方法，都基本相同，主要在于选定部位与选择动作两个方面。

①选定部位：动作部位的选定，要与食疗的目标一致。例如，食疗的目标是康复酒精肝，就要将动作定位于肝区；如果食疗的目标是康复冠心病，就要将动作定位于心区，如此等等。动作定位须与食疗目标相对应。

②选择动作：动作的选择，要注重"快动作"与"慢动作"相互搭配的原则。快动作及其衍化动作，是以"泄"为主；慢动作（包括慢动作及慢中有快的动作）则以"补"为主。选择动作时，最好是泄、补搭配，有补有泄。因为人体直立，使脏腑状态比较复杂，内脏缺血，缺血不仅导致内脏细胞休眠、功能下降，缺血也使人们体内大量垃圾（包括自产的生理垃圾与摄入的各种有毒有害物质）堆积于脏腑之中，需要清除。我们选择有补有泄的动作，既可以拯救休眠细胞，又能清除脏腑之中有毒有害物质，以全面配合食疗，实现促吸收、清脏腑、增功效、保健康的目标。我们将相关配合方法，择要举例如下，仅供大家参考。

二、五脏的食疗配合举例

五脏是食疗的重点，择要举例如下：

1. 养肾

俗话说"养生先养肾"，肾为先天之本、生命之源。由于人类直立行走改变了内脏状态，不利于脏器的正常运行，削弱了脏腑功能，使"肾虚"成为许多人难以逃脱的魔咒，更是引发各种内脏疾病的诱因。肾虚是导致人们早衰、免疫力下降、多病与短寿的强大推手，特别是45~59岁的中年人，工作压力大，精神负担重，加上环境污染、饮食欠妥，导致体内阴阳失衡，常常表现为健忘失眠、腰膝酸软、乏力、精神萎靡、缺乏自信、性功能减退、不孕不育、脱发等诸多肾虚表现。这个年龄段人群的特点是拼搏奋进、执着忘我，既是肾虚与各种内脏疾病的多发人群，又是过劳死发生率最高人群。

[**常用食材**]许多食材都具有养肾功效，诸如黑豆、黑米、黑芝麻、黑枣、黑木耳等黑色食材，以及猪腰、鸽肉、甲鱼、枸杞子、大枣、核桃、山药、

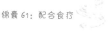

胡萝卜等。

[**配合食疗**] 请坚持应用自然排便法排便。以下动作请在使用食疗后 1 小时做一遍，或者每天做两遍。

（1）拔摆肾区

请参照【图 61-1】左右往返摆动，做 8 个 8 拍。

（2）拔落肾区

请参照【图 61-2】相关方法，做 2 个 8 拍。

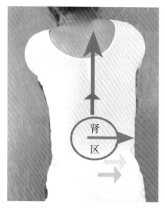

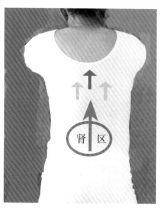

【图 61-1】拔摆肾区

【图 61-2】拔落肾区

（3）左右抻肾

请参照【图 61-3】右抻肾区，持续抻牵 3 秒钟，同时呼气；再以同样方法向左抻牵 3 秒钟，同时吸气；如此左右交替做 10 个往返。

（4）缓转肾区

请参照【图 61-4】，做 4 个 8 拍。

[**作用说明**] 拔摆肾区、上下盘背、微转肾区、左右抻肾四个动作，以不同模式、不同方向，运动肾区，改善肾脏微循环，配合食疗滋养肾脏。采用"自然排便法"排便，可以舒展两肾微循环，更新肾

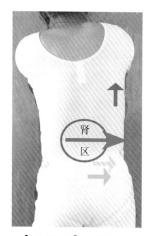

【图 61-3】右抻肾区

脏血液，提升免疫功能，呵护肾脏，避免受到压榨伤害。

2. 养心

躯体直立，使人们身体高度增加了许多，运动耗能随之增加，对心脏泵血功能是一个很大的挑战，加上压榨式排便等不良习惯长期损伤心脏，使食疗养心受到人们高度关注。

[**常用食材**] 人们常以苦瓜、苦菜、苦丁茶、芹菜、白果、莲子心、绿豆、银耳等，烹调养心膳食。

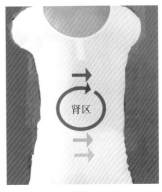

【图 61-4】缓转肾区

[**配合食疗**] 请坚持应用"自然排便法"排便；以下动作请在使用食疗后 1 小时做一遍，或者每天做两遍。

（1）拔摆心区

请参照【图 61-5】左右往返摆动，做 8 个 8 拍。

（2）拔落心区

请参照【图 61-6】，做 2 个 8 拍。

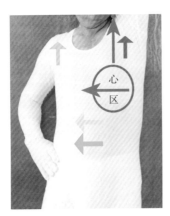

【图 61-5】拔摆心区

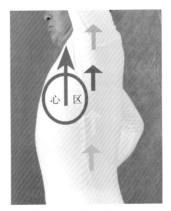

【图 61-6】拔落心区

（3）拔溜心区

请参照【图 61-7】前后往返溜动，做 4 个 8 拍。

（4）拔旋心区

请参照【图 61-8】，做 4 个 8 拍。

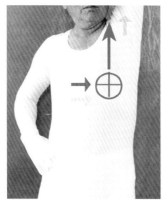 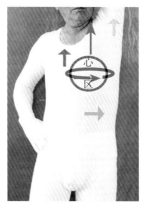

【图 61-7】拔溜心区　　　　【图 61-8】拔旋心区

[**作用说明**] 以上四个动作，以不同模式、不同方向，抚摩心脏、改善冠脉循环、滋养心肌。采用"自然排便法"排便，不仅可以舒展冠脉循环，增加心脏供血，还可以避免心脏遭受"用力压榨式排便"伤害，是直接养护心脏的重要方法之一。

3. 养肝

肝火过盛者常常表现为头晕脑胀，眼干目赤，情绪暴躁，甚至易怒好斗。

[**常用食材**] 养肝常选择黄瓜、桑椹、菊花等以及各种绿色蔬菜为食材，遵照相关文献规定的烹调方法，或者尽量少加佐料。

[**配合食疗**] 以下动作请在使用食疗后 1 小时做一遍，或者每天做两遍。

（1）拔摆肝区

请参照【图 61-9】左右往返摆动，做 4 个 8 拍。

（2）拔落肝区

请参照【图 61-10】，做 2 个 8 拍。

（3）上腹左抻右串

请参照【图 61-11】，做 4 个 8 拍。

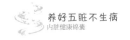
（4）拔旋肝区

请参照【图 61-12】，做 4 个 8 拍。

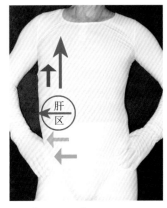

【图 61-9】拔摆肝区

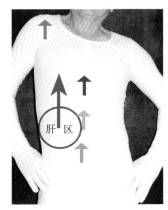

【图 61-10】拔落肝区

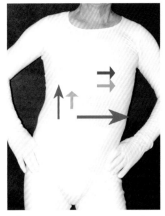

【图 61-11】上腹左抻右串

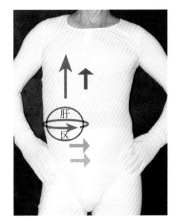

【图 61-12】拔旋肝区

［**作用说明**］"拔摆肝区"与"拔旋肝区"，都是在拔提状态之下进行摆动与旋动，使肝脏容积得到充分扩展、纳血达到最多的状态之下进行摆动、旋动，以促使新旧血液快速交换，用新鲜的动脉血液清洗肝脏，具有良好的清肝火、滋养肝脏功效。"拔落肝区"有助于更新肝内血液，清除肝内垃圾；"上腹左抻右串"还可促进胆汁排出，以助消化、养肝胆。

4.养脾

脾火旺盛者常会出现口唇干燥、食欲不振、口苦易饥、舌苔黄腻。

［**常用食材**］养脾除了多食用易消化食物、常饮酸奶外，也常用香菇、豇豆、番茄、茭白等多种食材，烹调养脾膳。

［**配合食疗**］请将以下动作，每天做两遍。

（1）转脾区

请参照【图 61-13】，做 8 个 8 拍。

（2）左右抻脾

请参照【图 61-14】，左右交替，做 8 个往返。

（3）拔旋脾区

请参照【图 61-15】，做 8 个 8 拍。

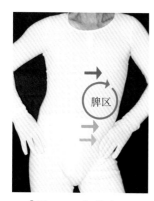
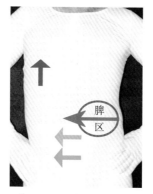
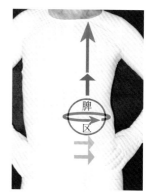

【图 61-13】转脾区　　　　【图 61-14】左右抻脾　　　　【图 61-15】拔旋脾区

［**作用说明**］以上三个动作，都是直接养护脾脏，促进脾脏功能，消除脾火的动作。

5.养肺

肺虚常有干咳少痰，体虚自汗，胸闷气短，疲劳乏力。

［**常用食材**］常用白萝卜、百合、荸荠、冬瓜、梨等相关食材，来烹调食疗膳食。

［**配合食疗**］请坚持应用自然排便法排便；以下动作，每天做两遍。

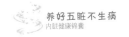
（1）拔摆胸腔

请参照【图61-16】左右往返摆动，做8个8拍。

（2）拔溜胸口

请参照【图61-17】前后往返溜动，做2个8拍。

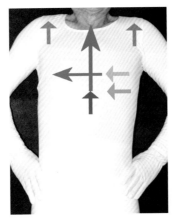
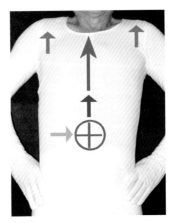

【图61-16】拔摆胸腔　　　　　【图61-17】拔溜胸口

（3）胸腔左抻右串

请参照【图61-18】，做4个8拍。

（4）拔旋胸腔

请参照【图61-19】，做8个8拍。

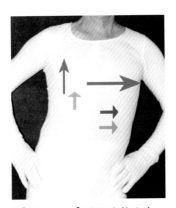
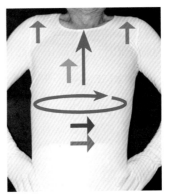

【图61-18】胸腔左抻右串　　　【图61-19】拔旋胸腔

[**作用说明**] 以上四个动作，具有疏通肺部气血、润肺除燥、消除肺火的功效。采用"自然排便法"排便，可以避免肺部遭受压榨式排便的"鼓肺施压"带来的损伤，舒张肺部血液，配合食疗养护肺腑。

6. 清胃火

胃火旺盛者，常会感到胃脘嘈杂、口苦口臭、饥不欲食，且时而出现胃酸、胃痛、胃胀等不适。

[**常用食材**] 芹菜、菠菜、莴笋、竹笋等。

[**配合食疗**] 以下动作，每天做两遍。

（1）拔摆脾区

请参照【图 61-20】左右往返摆动，做 8 个 8 拍。

（2）胃肠滑梯转

请参照【图 61-21】反复进行 6~8 次，以促进胃排空，消除胃部积火。

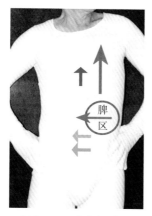

【图 61-20】拔摆脾区

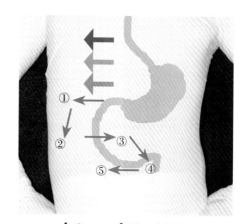

【图 61-21】胃肠滑梯转

（3）拔旋脾区

请参照【图 61-22】做 8~10 次。

（4）拔溜胸口

请参照【图 61-23】前后往返溜动，做 4 个 8 拍。

[**作用说明**] "胃肠滑梯转""拔摆脾区""拔溜胸口"可以增强胃动力，

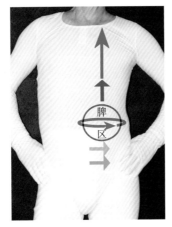

【图 61-22】拔旋脾区

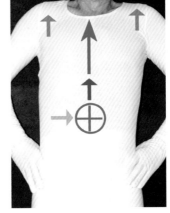

【图 61-23】拔溜胸口

加速胃排空，疏通消化通道，配合食疗，以清除胃火。"上腹左抻右串"动作利于胆汁排出、助消化，防止胆囊炎、胆结石。

三、常用食疗配合举例

1. 高血压

高血压是以动脉血压升高为特点的慢性循环系统疾病，症状有头痛、眩晕、耳鸣、眼花、心悸、疲劳等。

[**常用食材**] 黄豆、南瓜、芹菜、蘑菇，丹参、杜仲、决明子等。选择时请参考相关食疗书籍（下同）。

[**配合食疗**] 请坚持应用自然排便法排便；以下动作，每天做两遍。

（1）慢转腹腔

请参照【图 61-24】，做 4 个 8 拍。

（2）拔摆心区

请参照【图 61-25】左右往返摆动，做 4 个 8 拍。

（3）平旋上腹

请参照【图 61-26】，做 8 个 8 拍。

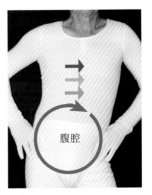

【图 61-24】慢转腹腔

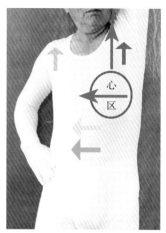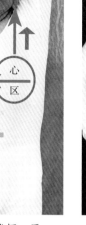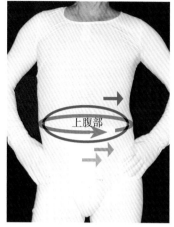

【图 61-25】拔摆心区　　　　　　【图 61-26】平旋上腹

[**作用说明**] 以上动作，主要是配合膳食、调整脏腑、平和血压。"自然排便法"则是预防血压升高，并且是避免高血压病人发生卫生间意外的有效方法。高血压病人要避免采用"用力压榨式排便法"排便，否则会让血压越来越高，放弃"用力压榨排便法"，有益于预防高血压的发病与发展。

2. 高血脂

绝大多数高脂血症者，与饮食不当、脂肪代谢功能欠佳有关。一般没有症状，严重者可有头晕、头痛、胸闷、气短、心悸、失眠、健忘、乏力、肢体麻木等症状。

[**常用食材**] 玉米须、佛手、冬瓜、薏苡仁、山药、枸杞子、苍耳子等。

[**配合食疗**] 请坚持应用自然排便法排便；以下动作请在使用食疗后 1 小时做一遍，或者每天做两遍。

（1）拔旋上腹

请参照【图 61-27】，做 8 个 8 拍。

（2）拔摆肝区

请参照【图 61-28】左右往返摆动，做 4 个 8 拍。

（3）顺转腹腔

请参照【图 61-29】，做 8 个 8 拍。

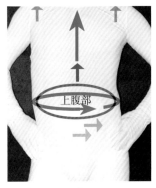

【图61-27】拔旋上腹

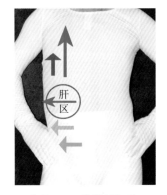

【图61-28】拔摆肝区

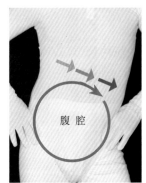

【图61-29】顺转腹腔

[**作用说明**]以上动作配合食疗，可望疏通肝脏循环，促进脂肪代谢过程，降低血脂。采用"自然排便法"有益于保护五脏六腑免遭意外。

3.糖尿病

饮食不当是诱发糖尿病的原因之一。科学饮食才能减少并发症，保障糖尿病人的健康生活。

糖尿病是由于胰岛素分泌缺陷，或者其生物学作用障碍，所引起的以血糖增高为主的综合性代谢紊乱，以多尿、多饮、多食、体重减少为主要症状，时而伴有头晕、乏力等症状。如果血糖得不到有效控制，可逐步导致并发症的发生。

[**食疗选材**]南瓜、苦瓜、黄瓜、洋葱；葛根、玉竹、枸杞子、何首乌等；常见膳食有降糖粥、降糖汤、素三丝、清炒南瓜等，不胜枚举。

[**配合方法**]请坚持应用自然排便法排便；以下动作请在使用食疗后1小时做一遍，或者每天做两遍。

（1）抻脾区

请参照【图61-30】，做8次。

（2）拔旋脾区

请参照【图61-31】，做8个8拍。

（3）转脾区

请参照【图61-32】，做8个8拍。

[**作用说明**]以上相关动作，有望改善胰腺与腹腔内脏微循环，促进胰岛

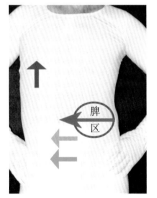
【图 61-30】右抻脾区

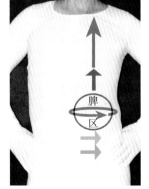
【图 61-31】拔旋脾区

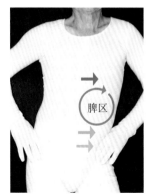
【图 61-32】转脾区

分泌功能，改善胰岛素的生物学作用，逐渐改善糖尿病相关症状，并预防各种并发症。

糖尿病病人如果采用用力压榨排便，排便时强大的压榨力，不仅会损伤胰腺与胰岛素靶细胞，还会促进心、肾、肝、脑等多种并发症的发生。只有坚持应用"自然排便法"，可望防止与延缓并发症。

4. 冠心病

冠心病是发病率、死亡率最高的心脏疾病，主要病因是冠状动脉粥样硬化引发心肌供血不足，常有心绞痛、心肌梗死、心力衰竭、心律失常等症状。

[**食疗选材**] 丹参、地龙、桔梗、红枣、洋葱、蒜等。

[**配合食疗**] 请坚持应用自然排便法排便；以下动作请在使用食疗后 1 小时做一遍，或者每天做两遍。

（1）拔摆心区

请参照【图 61-33】左右往返摆动，做 8 个 8 拍。

（2）拔溜心区

请参照【图 61-34】前后往返溜动，做 4 个 8 拍。

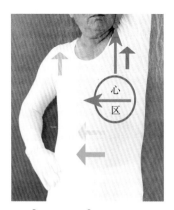
【图 61-33】拔摆心区

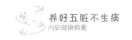

（3）拔旋心区

请参照【图61-35】，做8个8拍。

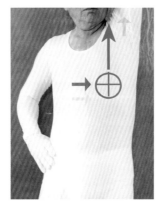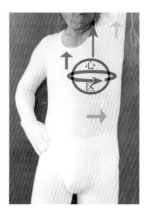

【图61-34】拔溜心区　　　　　【图61-35】拔旋心区

[**作用说明**] 可望通过促进冠脉循环，改善心肌供血，配合食疗发挥功效。

采用"自然排便法"排便，不仅可以避免心脏遭受"用力压榨式排便"伤害，还可以舒展冠脉循环，增加心肌供血，是防止"卫生间意外"、直接养护心脏的重要方法之一，请坚持应用。

5. 脂肪肝

脂肪肝是肝脏细胞内脂肪堆积过多，一般无明显症状，常常是健康体检中发现，可有轻微的肝区不适、食欲减退、恶心、呕吐、腹胀、腹泻、阳痿、闭经、蜘蛛痣、男性乳房肥大等症状。

[**常用食材**] 山楂、芹菜、白菜、萝卜，白芍、山药、柴胡等。

[**配合食疗**] 以下动作请在使用食疗后1小时做一遍，或者每天做两遍。

（1）拔摆肝区

请参照【图61-36】左右往返摆动，做4个8拍。

（2）上腹左抻右溜

请参照【图61-37】，做4个8拍。

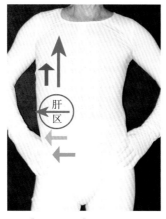
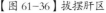

【图 61-36】拔摆肝区

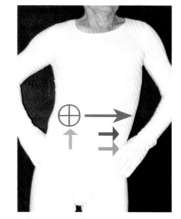

【图 61-37】上腹左抻右溜

（3）上腹左抻右串

请参照【图 61-38】，做 4 个 8 拍。

（4）转肝区

请参照【图 61-39】，做 8 个 8 拍。

（5）拔旋肝区

请参照【图 61-40】，做 8 个 8 拍。

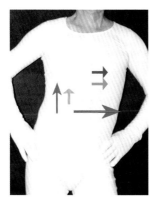

【图 61-38】上腹左抻右串

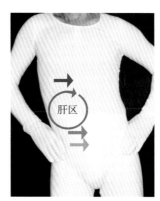

【图 61-39】转肝区

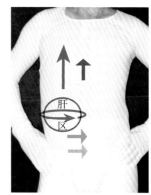

【图 61-40】拔旋肝区

[**作用说明**] 以上五个动作，是通过改善肝脏循环，促进肝细胞之中的脂肪排出与利用，并配合食疗来康复脂肪肝。

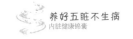

6.慢性支气管炎

慢性支气管炎是气管、支气管黏膜及周围组织的慢性非特异性炎症，以咳嗽、咳痰为主要症状，每年发病持续3个月，连续2年或2年以上。

[**常用食材**] 甘草、麦冬、百合、鱼腥草、桔梗、瓜蒌、旋覆花、杏仁、蒲公英、桑白皮等。

[**配合食疗**] 请将以下动作，每天做两遍。

（1）拔摆胸腔

请参照【图61-41】左右往返摆动，做8个8拍。

（2）顺转腹腔

请参照【图61-42】，做8个8拍。

（3）拔旋胸腔

请参照【图61-43】，做8个8拍。

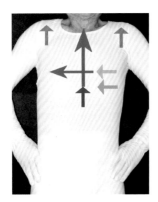 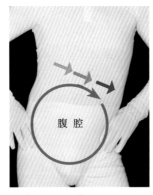 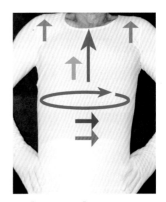

【图61-41】拔摆胸腔　　【图61-42】顺转腹腔　　【图61-43】拔旋胸腔

7.便秘

便秘虽然只是一种症状，却因为没有特效治疗方法，而一直困扰着人们的健康与生活，常常引发脑出血、心衰猝死等卫生间意外事件，给人类带来巨大的痛苦和忧虑。

[**常用食材**] 蜂蜜、豆奶、核桃、芝麻、南瓜、火麻仁等。

[**配合食疗**] 请坚持应用自然排便法排便；以下动作，每天做两遍。

（1）拔旋直肠区

请参照【图 61-44】，做 4 个 8 拍。

（2）抻下腹

请先参照【图 61-45】沿下腹向右持续抻牵 3 秒钟，呼气；再以同样方法沿下腹向左持续抻牵 3 秒钟，吸气；动作要与呼吸密切配合，左右交替做 8 个往返。

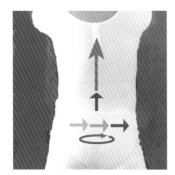

【图 61-44】拔旋直肠区

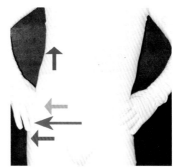

【图 61-45】右抻下腹

（3）慢转腹腔

请参照【图 61-46】相关方法，做 4 个 8 拍。

（4）拔摆中腹

请参照【图 61-47】左右往返摆动，做 8 个 8 拍。

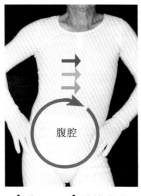

【图 61-46】慢转腹腔

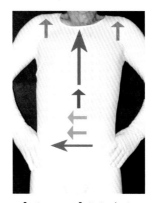

【图 61-47】拔摆中腹

[**作用说明**]通过改善肠管供血，促进肠管蠕动功能，化解粪便过于干硬现象，配合食疗康复便秘。

8. *痔疮*

痔疮是肛门周围血管受干硬粪便损伤，形成柔软的静脉血管团，或者肿块，病灶呈突起状，排便时会"首当其冲"地拦在排便必经之路上，给病人造成痛苦。

[**常用食材**]赤小豆、苦瓜、红枣、绿豆、丹参、白芷、当归等。

[**配合食疗**]以下动作请在使用食疗后1小时做一遍，或者每天做两遍。

（1）纳摆骶部

请参照【图61-48】左右往返摆动，做4个8拍。

（2）纳转骶部

请参照【图61-49】，做4个8拍。

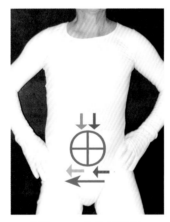 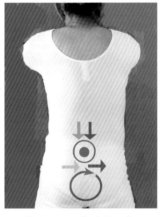

【图61-48】纳摆骶部　　　　【图61-49】纳转骶部

（3）拔腹收肛

请参照【图61-50】每次拔收5~6秒钟，同时呼气；还原，吸气。做6次。

（4）拔旋直肠区

请参照【图61-51】，做4个8拍。

[**作用说明**]以上四项动作，从不同方向影响患部，改善患部微循环，促

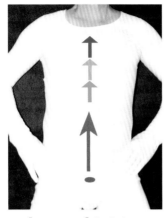

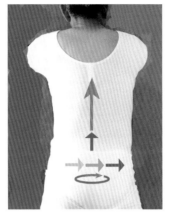

【图 61-50】拔腹收肛　　　【图 61-51】拔旋直肠区

进患部细胞复苏，促使痔疮逐渐康复。

9. 月经不调

月经不调主要表现为月经周期不规则，经血量异常，经期的持续时间过短或过长，颜色以及月经期间伴有不适症状等

[**常用食材**] 乌鸡、薏苡仁、核桃、益母草、当归、川芎等。

[**配合食疗**] 以下动作请在使用食疗后 1 小时做一遍，或者每天做两遍。

（1）抻下腹

请参照【图 61-52】，左右交替做 12 个往返。

（2）缓绕子宫区

请参照【图 61-53】，做 4 个 8 拍。

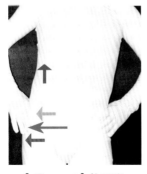

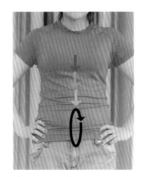

【图 61-52】抻下腹　　　【图 61-53】缓绕子宫区

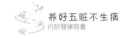

（3）拔摆膀胱区

请参照【图61-54】左右往返摆动，做8个8拍。

（4）缓旋盆底

请参照【图61-55】，做4个8拍。

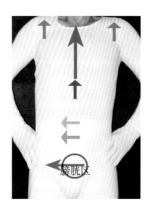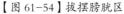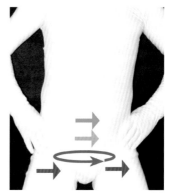

【图61-54】拔摆膀胱区　　　　【图61-55】缓旋盆底

[**作用说明**]以上四个动作，均可以疏通女性生殖器官气血，促进性激素分泌，改善子宫生理功能，配合食疗康复各种月经病。

10.催乳

[**常用食材**]常选择猪蹄、鲫鱼、红枣、当归、黄芪、川芎、穿山甲、王不留行等食材烹饪膳食。

[**配合食疗**]以下动作请在使用食疗后1小时做一遍，或者每天做两遍。

（1）摆前胸

首先选位于胸腔，向前挺胸，定位于前胸，沿双乳左右摆动；向右摆，同时呼气；向左摆，同时吸气。左右往返摆动，做8个8拍。

（2）转前胸

参照上面方法定位于前胸，沿双乳下方向右摆、向上串、向左摆、向下串，回到原处转一圈，同时呼气；同样方法再转一圈，同时吸气，做4个8拍。

（3）拔旋胸腔

请参照【图61-56】，做4个8拍。

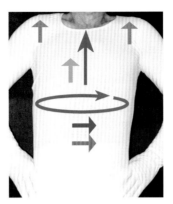

【图 61-56】拔旋胸腔

[**作用说明**] 三个动作都是从内部按摩乳腺，改善乳房供血，促进乳汁分泌，配合食疗以实现催乳。

11. 阳痿

阳痿是指男性阴茎不能勃起或勃起不坚等性功能障碍。

[**常用食材**] 淫羊藿、肉苁蓉、狗鞭、牛鞭、羊鞭、肉桂、枸杞子、鹌鹑、韭菜等。

[**配合食疗**] 以下动作请在使用食疗后 1 小时做一遍，或者每天做两遍。

（1）摆动睾丸

请参照"锦囊 40"之中的相同动作左右往返摆动，做 100 个往返。

（2）旋动睾丸

请参照"锦囊 40"之中的相同动作，旋 100 圈。

（3）缓旋盆底

请参照【图 61-55】，做 4 个 8 拍。

[**作用说明**] 促进睾丸循环，改善睾丸供血，促使性激素分泌增加，配合食疗康复阳痿症状。

索引　常用动作方法与技巧

以下动作内容（按首字拼音排序）详见自医系列图书《养好五脏不生病·内脏运动保健法》（书号：978-7-5132-5135-8）对应页码。